불편해야
건강하다

불편해야 건강하다

도시에서 실천하는 원시인 건강법

아오키 아키라 지음
이민아 옮김

바다출판사

들어가며

편리한 생활은 인간을 망친다

내가 20년 동안 꾸준히 실천해온 안티에이징 건강법의 모든 것을 이 책에서 처음으로 공개한다. 키워드는 바로 '원시인처럼 사는 것' 이다.

편리한 생활은 인간을 망친다. 오랫동안 의사로 일하면서 환자를 진료해온 결과 이 말에 확신을 갖게 되었다. 질병, 노화, 비만 등 편리한 생활이 가져온 폐해는 헤아릴 수 없을 정도다.

오늘날 우리는 두려울 정도로 편리한 세상에 살고 있다. 에어컨으로 실내 온도를 쾌적하게 유지하고, 리모컨을 조작하여 텔레비전을 본다. 컴퓨터로 전 세계의 정보를 실시간으로 알 수 있다. 필요한 물건이 있다면 인터넷에서 주문하여 금세 손에 넣을 수 있다. 집안일은 세탁기나 식기세척기, 로봇 청소기가 대신해준다. 교통수단과 발달한 교통망 덕분에 거의 걷지 않고도 목적지에 도착한다. 편의점에는 당장 먹을 수 있는 식품과 잡화가 24시간 갖춰져 있다.

여러분도 그런 편리한 생활에 지나치게 길들어 있지는 않은가?

편리함은 점점 속도를 더해간다. 그리 멀지 않은 과거에는 직접 손으로, 몸으로, 머리로 했던 것들을 이제 귀찮거나 불편하다고 느낀다. 이것은 과연 진화일까, 아니면 퇴화일까. 다만 우리의 몸과 마음이 이 편리함을 따라가지 못하고 있다는 것만은 확실하다. 우리는 스스로 만든 편리한 세상을 따라가지 못한 채, 각종 질병과 노화에 시달리고 있다. 게다가 이로 인해 생긴 질병과 노화를 또다시 약과 건강보조식품이라는 편리함으로 해결하려고 한다. 엉뚱한 방향에서 해결책을 찾고 있는 것이다.

내가 이런 의심을 품게 된 것은 20대 무렵이었다. 당시 나는 현대 사회의 편리함에 푹 빠져 비만, 성인 천식, 불면증에 걸렸고 성한 곳이 없었다. 그러다 군의관이 되어 부대에 동행하여 훈련을 받으면서 문명과 완전히 격리되었는데, 이때 극적으로 건강을 되찾았다. 나는 그 후의 삶에서 현대 사회의 편리함을 조금씩 멀리하기 시작했다.

이 책에서 말하는 '도시에서 실천하는 원시인 건강법'이란 편리함을 멀리하는 삶을 가리킨다. 여기서 원시인이란 인류사에서 쓰이는 학술적 용어가 아니라, 문명사회 이전에 살던 우리의 조상을 가리키는 말이다. '자동차 같은 이동수단이나 자동화된 기계가 없는 시대에 살던 사람들'을 상징하는 단어라고 이해하면 된다.

물론 현대 문명사회에서 원시인과 똑같이 생활하는 것은 불가능하다. 하지만 '도시 속 원시인 생활'이라면 어떨까. 여기서 '도시'라는 말은 도시와 지방을 구분하는 개념이 아니라, 현대 사회의 기능과 시스템을 뜻한다. 즉 현대의 도구나 네트워크를 활용하면서(도시에서) 생활 속에 원시인의 감각을 도입하자(원시인 생활)는 말이다. 도시와 원시인. 얼핏

보기에는 모순되는 말이지만 두 단어를 결합하면 중요한 깨달음을 얻을 수 있을 것이다.

도시 속 원시인 생활의 핵심은 '중력을 느낀다' '지구 시간에 맞춰 생활한다' '온몸의 감각을 되살린다' '자연 그대로를 먹는다' 이렇게 네 가지다.

구체적인 방법은 뒤에서 다시 이야기하겠지만 네 가지 모두 편리함을 멀리하는 것이기 때문에 실천하려면 당연히 조금 수고롭다. 의무감으로 실천하면 재미가 없기 때문에 놀이나 게임을 한다는 감각으로 즐기는 것이 비법이다. 그 노하우를 이 책에서 자세히 소개하겠다.

도시 속 원시인 생활을 꾸준히 실천한 결과, 지난날 나를 괴롭히던 권태감과 천식, 불면증 등이 깨끗이 나았다. 50대인 지금은 30대 시절보다 훨씬 건강하다. 쉰 살이 되기 직전에 받았던 신체 나이 검사에서는 근육

나이, 뼈 나이, 호르몬 나이, 신경 나이가 모두 30대라는 결과가 나왔다. 노화의 위험인자 검사 결과, 면역 기능과 대사 기능에서 100점을 받았고 생활 습관, 스트레스 저항성, 항산화 능력은 모두 90점을 넘었다. 쉰 살에 접어들어 시작한 마라톤을 완주할 수 있는 것도, 후지산을 가볍게 등반할 수 있는 것도 모두 도시 속 원시인 생활 덕분이다.

세상에는 현대 의료로는 치료하지 못하는 증상으로 괴로워하는 사람들이 많다.

"잠을 많이 자도 피로가 가시지 않고 아침에 상쾌하게 눈이 떠지지 않는다."

"만성 두통과 불면증에 시달리고 있다."

"기분이 우울하다."

"위가 무지근하고 더부룩하다."

"변비와 설사를 되풀이한다."

내 클리닉에 내원하는 환자 중에도 이런 증상을 호소하는 이들이 많다. 그리고 대부분은 검사를 해도 의학적으로 아무 이상이 없다는 결과가 나와 답답해한다. 이들에게 기회가 있을 때마다 내가 실천하고 있는 도시 속 원시인 생활을 권했다. 그랬더니 증상이 금세 해소되었고 원시인 생활을 꾸준히 지속하면서 건강과 활력을 되찾았다. 자세한 내용은 본문에서 이야기하겠지만 몇 가지 구체적인 사례를 살펴보자.

- 진통제를 달고 살 만큼 지독했던 요통이 거짓말처럼 사라졌다. (여 · 30대)
- 어떤 방법을 써도 살이 빠지지 않았는데, 금세 몸무게가 줄고 갱년기장애 증상도 사라졌다. (여 · 40대)
- 불임, 권태감, 불면증, 조급증 같은 증상이 순식간에 사라졌고, 그와 동시에

임신에 성공해서 무사히 출산했다. (여 · 30대)

- 당뇨병 악화로 고생하고 있었는데 혈당치가 급속히 개선되었고 인슐린 주사도 필요하지 않게 되었다. (남 · 40대)
- 고지혈증, 만성위염, 빈혈 등으로 열 종류가 넘는 약을 복용하고 있었는데 증상이 사라지고 약을 한 가지로 줄일 수 있었다. (여 · 50대)
- 100킬로그램이었던 몸무게를 30킬로그램 감량하고 마라톤을 완주했다. (남 · 50대)

이 밖에도 내가 현재 열중하고 있는 암 치료와 날로 증가하는 치매 예방과 개선에도 원시인 건강법은 효과를 톡톡히 발휘하고 있다. 도시 속 원시인 생활은 현대인의 건강을 단번에 개선해주는 특효약이다.

오로지 편리함만을 좇아 달려온 문명의 시곗바늘을 조금만 되돌리고 원시인 건강법을 실천해보면 어떨까. 처음에는 조금 번거로울 수도 있다. 너무 애쓰지 말고, 즐겁게, 가능한 것부터 시작해도 괜찮다. 또한 돈도 들지 않을뿐더러 일단 익숙해지면 누구든 꾸준히 할 수 있으며 건강에도 상당히 이롭다. 편리함에 잠식되어 둔해진 우리의 몸과 마음은 머지않아 확실히 변할 것이다. 건강과 젊음을 되찾는 것은 물론 살아 있다는 실감과 기쁨이 마음 깊은 곳으로부터 용솟음칠 것이다.

넘치는 것을 덜어내고 건강한 자신으로 다시 태어나는 것은 무척 즐거운 체험이다. 그 설렘을 부디 여러분도 맛보길 바란다.

아오키 아키라

차 례

원시인 건강법 1

중력을 느낀다

원시인 건강법 2

지구 시간에 맞춰 생활한다

원시인 건강법 3

온몸의 감각을 되살린다

원시인 건강법 4

자연 그대로를 먹는다

원시인처럼 건강하게

원시인처럼 불편하게

도시 속 원시인 생활은 조금 불편하기는 하지만

말 그대로 생활에 스며드는 건강법이기 때문에

다른 건강법들과는 접근법이 약간 다르다.

도시에서 살아가는 원시인을 상상하면서

근대 문명과의 거리감과 관계를 조금씩 바꾸어

생명력을 되찾아가는 것이다.

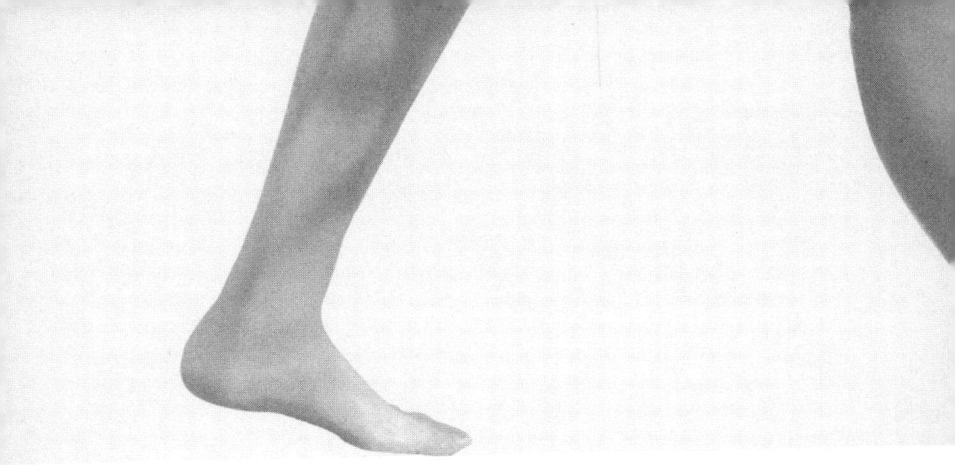

나는 편리함에 얼마나 익숙해져 있을까

똑같이 문명사회에 살면서도 편리함에 자각 없이 휩쓸리는 사람이 있는가 하면 아직 원시적인 감각을 간직하고 있는 사람도 있다.

그렇다면 우리는 현대 문명의 편리한 생활에 얼마나 물들어 있을까? 본론으로 들어가기에 앞서 어느 정도 원시적인 감각을 유지하고 있는지 자신의 원시력原始力을 확인해볼 필요가 있다.

다음 장에 원시력을 측정하기 위한 체크리스트를 준비했다. 체크리스트의 질문 가운데 해당되는 항목이 몇 개나 있는지 세어보면 된다. '그렇다'고 대답한 항목이 많을수록 원시력이 낮은 사람이다. 이어서 나오는 결과를 토대로 자신이 어떤 상태인지 점검해보자.

체크리스트

1. 밤 12시를 넘기고 새벽에 잠드는 것이 다반사다. ( )
2. 컴퓨터가 없으면 살 수 없다. ( )
3. 스마트폰이나 휴대전화가 없으면 불안하다. ( )
4. 가까운 거리를 이동할 때도 교통수단을 이용한다. ( )
5. 실내 온도가 쾌적하지 않으면 곧바로 에어컨을 켠다. ( )
6. 텔레비전을 본체의 버튼으로 조작해본 적이 없다.
   (항상 리모컨을 사용한다.) ( )
7. 운동을 하지 않은 지 꽤 되었다. ( )
8. 편의점에서 판매하는 식품이나 패스트푸드를 자주 먹는다. ( )
9. 음식을 별로 씹지 않고 빨리 먹는다. ( )
10. 식사는 배불리 해야 만족스럽다. ( )
11. 매일 먹는 음식 가운데 가공식품이나 냉동식품의 비중이 많다. ( )
12. 야외 활동(캠핑, 해수욕 등)을 그다지 즐기지 않는 편이다. ( )
13. 하루에 걷는 시간이 30분 미만이다. ( )
14. 20대 무렵보다 몸무게가 1.1배 이상 늘었다. ( )
15. 계단보다 엘리베이터나 에스컬레이터를 많이 이용한다. ( )
16. 휴일에는 늦잠을 잔다. ( )
17. 컨디션이 조금만 나빠져도 약(위장약, 두통약 등)을 찾는다. ( )
18. 식품첨가물 표시에 그다지 신경을 쓰지 않는다. ( )
19. 딱딱한 음식보다 부드러운 음식을 자주 먹는다. ( )
20. 해마다 거르지 않고 독감 예방주사를 맞는다. ( )

결과

4개 이하

현대인 사이에 숨은 원시인이다. 앞으로도 지금의 생활습관을 지키자.

5~9개

그럭저럭 원시인에 가깝다. 개수가 늘지 않도록 유의하면서 조금씩 줄여나가도록 노력하자.

10~14개

개선이 시급한 수준은 아니지만 확실히 원시력이 쇠퇴했다. 우선 자신의 상태를 자각하고 이 책에서 소개하는 도시 속 원시인 생활의 노하우 가운데, 흥미가 이는 것부터 실천해보자.

15개 이상

현대 문명에 잠식되어 원시력이 거의 사라졌다. 자연치유력은 위험한 수준까지 저하되어 있다. 원시인 건강법을 하루빨리 생활에 적용해보자.

문명병을 고치는 도시 속 원시인 생활

현대 문명사회의 편리함에 휩쓸린 채 살다 보면 우리의 몸은 어떻게 변할까. 문명의 이기가 주는 편리함이 초래하는 대표적인 여성 질환에는 비만, 냉증, 부종, 변비, 어깨 결림, 요통, 피로감 등이 있다. 남성 질환으로는 만성피로, 각종 결림, 불면증, 요통, 발기부전 등을 들 수 있다. 도시 속 원시인 생활은 이런 가벼운 질환과 컨디션 저하를 개선하고 예방하는 데 진가를 발휘한다. 나아가 암이나 당뇨병 같은 중증 질환의 치료에도 효과적이다.

각각의 질병에는 그에 특화된 치료가 필요하다. 하지만 아무리 적절한 치료를 받더라도 건강의 밑바탕인 식생활과 생활습관이 계속 몸을 해치도록 내버려둔다면 밑 빠진 독에 물을 붓는 격이다.

그 구멍을 메우는 것이 '도시 속 원시인 생활'이다. 그런 의미에서 도시 속 원시인 생활이 어떤 질병에 어떤 효과가 있는지 살펴보자.

갱년기장애

갱년기장애의 주된 원인은 여성 호르몬 분비 저하로 인한 자율신경의 불균형이다. 도시 속 원시인 생활은 자율신경의 균형을 되찾는 데 효과적이므로 갱년기장애 개선에 큰 도움을 준다.

암

도시 속 원시인 생활은 면역력을 높이는 데 매우 효과적이다. 이는 암과 싸우기 위한 밑바탕인 튼튼한 몸 만들기로 이어진다.

요통

중년층의 요통은 주로 나이가 들고 근육을 사용하지 않게 되면서 심부 근육(몸의 깊은 있는 근육)이 쇠퇴하여 발생한다. 도시 속 원시인 생활은 즐겁게, 무리하지 않는 선에서 걸으며 운동량을 늘리기 때문에 요통을 개선하는 데도 효과가 탁월하다.

당뇨병

도시 속 원시인 생활의 포인트는 '균형 잡힌 소식小食을 하며 즐겁게 운동량을 늘리는 것'이다. 이는 당뇨병 치료의 기본 원칙과도 일맥상통한다.

고혈압

적당한 운동량을 유지하고 과식을 피하는 것이 혈압과 혈중지방 농도에 긍정적인 영향을 미친다는 사실은 널리 알려져 있다. 이를 실천하는 도시 속 원시인 생활은 고혈압과 동맥경화 개선에도 효과적이다.

치매

치매는 크게 동맥경화에 의한 혈관성 치매와 알츠하이머 치매로 나뉜다. 전자는 고혈압, 동맥경화를 억제하면 예방하고 개선할 수 있다. 도시 속 원시인 생활은 호기심을 자극하여 온몸의 감각을 깨우므로 치매에 전반적으로 좋은 영향을 미친다

이 밖에도, 도시 속 원시인 생활로 천식이나 만성위염, 불임이 해소된 사례도 있다. 앞으로 차근차근 소개하겠다.

지구 시간과 중력을 의식하고 감각을 깨우다

도시 속 원시인 생활이란 문명사회가 시작되기 이전에 살던 우리 조상의 삶을 상상하고 현대의 산물을 잘 활용하면서 생활에 원시적인 감각을 도입하는 것이다.

구체적으로는 다음 네 가지 실천법이 그 핵심을 이룬다. 다음 장부터 소개할 실천법의 기본적인 내용이다.

1. 중력을 느낀다

우리는 걷기보다 편리한 교통수단, 엘리베이터, 에스컬레이터를 많이 이용한다. 주로 책상에 앉아서 일을 한다. 외출할 일이 별로 없다. 운동을 하지 않는다……. 이런 생활은 분명히 '지구의 중력을 무시하는 생활'이다. 별것 아닌 듯 보이지만 중력을 느끼는 생활은 굉장히 중요하다. 인간의 몸은 중력을 느끼지 않고는 건강을 유지할 수 없기 때문이다. 우주비행사가 중력이 없는 우주에 한두 달만 체류해도 근육량이 줄고 심할 경우 골다공증까지 걸린다는 사실은 중력을 느끼는 생활이 얼마나 중요한지 여실히 보여준다.

도시 속 원시인 생활에서는 가능한 한 스트레스를 느끼지 않도록 즐겁게 실천하면서 생활 구석구석에서 중력을 의식하도록 돕는다.

2. 지구 시간에 맞춰 생활한다

우리 몸에는 지구의 자전에 따른 '지구 시간'과 일치하는 '체내시계(생체 리듬)'가 형성되어 있다. 문명이 발생하기 이전에 인류는 지구 시간에 맞춰 활동했다. 해가 뜨면 잠자리에서 일어나 생활하고, 해가 지면 잠자리에 들었다. 하지만 근대 문명의 발전과 함께 우리는 새벽까지 불을 환히 밝히고 밤을 새거나 아침에 늦잠을 자는 등 지구 시간을 무시한 채 생활하게 되었다. 때문에 체내시계와 자율신경의 리듬이 교란되고 건강이 악화되어 갖가지 질환에 시달리고 있다.

원시인 생활에서는 가능한 부분부터 지구 시간에 적합한 생활리듬을 되찾기 위해 체내시계와 자율신경을 적절히 조율한다.

“도시 속 원시인 생활이란
문명사회가 시작되기
이전에 살던 우리
조상의 삶을 상상하고
현대의 산물을
잘 활용하면서 생활에
원시적인 감각을
도입하는 것이다.”

3. 온몸의 감각을 되살린다

편리함에 둘러싸여 생활하다 보면 아무래도 오감과 본능이 무뎌지기 마련이다. 이는 직간접적으로 몸과 마음을 피폐하게 한다. 체온조절 능력이 둔해지면 냉증이나 일사병에 걸리기 쉽고, 약에 지나치게 의존하면 면역력이 저하된다.

이런 피해를 막는 동시에 삶의 기쁨을 마음껏 맛보는 감성을 되찾을 수 있도록 도시 속 원시인 생활에서는 다섯 가지 감각과 본능을 되살리기 위해 다양한 방법을 시도한다.

4. 자연 그대로를 먹는다

근대의 문명의 이기 덕분에 식생활은 빠르고 편리해졌다. 오늘날 가공식품이나 인스턴트식품, 냉동식품, 시판되는 반찬 등과 무관한 식생활을 하는 사람은 거의 없을 것이다. 그러나 많은 이들이 자각하지 못하는 사이, 이런 식생활은 생각보다 심각하게 우리의 몸을 좀먹고 있다.

도시 속 원시인 생활에서는 되도록 가공식품의 섭취를 줄이고 가공하지 않은 상태의 자연식품(채소, 과일, 곡물, 육류, 어패류, 달걀, 해조류, 버섯 등)의 섭취를 늘린다. 또 균형 잡힌 식사를 하되, 60~80퍼센트 정도의 포만감만 느끼도록 식사량을 조절하는 것도 중시한다.

무엇보다 위의 네 가지 핵심 가운데 어떤 것도, 반드시 지켜야 한다고 강제하지 않는다. 애쓰지 않고, 가능한 것부터 실천하는 점도 원시인 건강법의 특징이다.

밀림에서 몸과 마음의 건강을 되찾다

일본에 '사스케SASUKE'라는 프로그램이 있다. 한국의 '출발 드림팀'과 비슷한 스포츠버라이어티 프로그램으로, 체력에 자신 있는 남성들이 거대하고 난이도 높은 장애물에 도전하는 내용이다. 참가자는 연못을 건너고 그물을 기어올라 벽을 치달으며 장애물을 통과한다.

지금부터 20여 년 전, 나는 이 프로그램과 비슷한 자연 환경에서 혹독한 체험을 했다. 대학 병원에서 연수의 생활을 마치고, 군의관으로 홋카이도에 부임했을 때의 이야기다.

의사이기는 하지만 여차하면 군대와 동행할 수 있어야 의미가 있기 때문에 나는 그곳에서 군인들과 똑같은 훈련을 받았다. 사스케에서 하는 도전과 비슷한 훈련도 있었는데, 정식 명칭은 '무장 장애물 달리기 훈련'이다. 무거운 군장을 짊어지고 산야를 뛰어다니고, 포복전진을 하고, 그물을 기어오르고, 그물 아래를 통과하고, 키의 몇 배나 되는 벽을 타넘는 훈련을 했다.

낮 동안에는 이런 훈련을 하고 밤에는 야영을 한다. 훈련 기간 동안에는 일찍 자고 일찍 일어나며 전자제품을 사용하지 않고 문명과 완전히 격리된 생활을 한다. 발전기가 있어서 목욕은 할 수 있지만, 그밖에는 그야말로 '원시인 생활'이었다. 너무 힘들어서 훈련을 받는 내내 그만두고 싶다는 생각을 수도 없이 했다. 하지만 뇌는 진절머리를 내는데 어찌된 일인지 몸은 이런 훈련을 달가워했다. 그도 그럴 것이, 야영 훈련을 받고 난 뒤에 놀라울 만큼 건강이 좋아졌기 때문이다.

군의관으로 홋카이도의 부대에 부임하기 전인 연수의 시절에는 당직을 서고 그대로 외래 진료를 돌거나 36시간, 48시간 근무를 하는 것이 당연한 일이었다. 때로는 72시간 내내 병원에서 먹고 자며 일한 적도 있다. 몹시 불규칙한 생활이었다. 그런 생활의 결과로 당시의 나는 전신 권태감, 천식, 불면증, 변비, 설사, 두통, 어깨 결림 등의 증상을 앓고 있었다. 그런데 야영 훈련을 받으면서 이런 증상들이 깨끗이 사라졌다. 이런 변화를 체감하며 자연에 가까운 생활을 하면 몸 상태가 180도 변하는 것이 아닐까 하는 생각이 들었다. 이것이 내가 처음 원시인 건강법에 눈뜨게 된 계기였다.

최근에도 이와 비슷한 체험을 했다. 나는 2007년부터 딸이 다니는 학교에서 만난 학부형들과 함께 캄보디아 오지의 빈촌에 학교를 짓는 프로젝트에 참가하고 있다. 그곳에서는 당연히 해가 뜨면 일어나고 해가 지면 잠자리에 드는 생활을 한다. 캄보디아에 머물다 보면 군의관으로 야영 훈련을 받던 때와 마찬가지로 몸 상태가 좋아진다. 나뿐만 아니라 함께 봉사활동을 하러 간 동료들도 모두 입을 모아 동의하는 사실이다.

내 나이 쉰, 신체 나이 서른

나는 서른세 살에 어설프게나마 도시 속 원시인 생활을 시작했고 서른다섯 살부터는 본격적으로 실천하기 시작했다. 30대 시절부터 나를 알던 이들은 50대인 지금이 30대 때보다 더 젊어 보인다고 말한다. 어쩌면 30대 무렵과 크게 변한 것이 없다는 정도의 의미일지도 모른다. 그래도 20년이라는 세월을 무색하게 할 만큼 노화를 억제하고 있다는 뜻이기도 하다.

나는 5년째 매일 아침 적어도 5킬로미터를 달리고, 매일 만 보 걷기와 달리기를 하고 있다. 쉰 살에 처음으로 마라톤에 도전해서 완주했다. 살이 잘 찌는 체질이지만 체형이나 몸무게 모두 20대 무렵과 똑같다.

50대에 접어들기 직전에 받은 신체 나이 검사에서는 근육 나이, 뼈 나이, 호르몬 나이, 신경 나이가 모두 30대라는 결과가 나왔다. 또 노화의 위험인자 검사 결과, 면역 기능과 대사 기능이 100점이었고, 생활습관, 스트레스 저항성, 항산화 능력은 모두 90점을 넘었다. 매일 진료를 비롯하여 강연회, 집필, 등산, 와인 관련 모임 등으로 바쁜 일정을 소화하고 있지만 20년 동안 앓아누운 적 한 번 없이 항상 활력이 넘치는 생활을 하고 있다. 이는 꾸준히 도시 속 원시인 생활을 해온 덕이다.

반면, 20대부터 30대 초반까지 나의 건강 상태는 최악이었다. 앞서 말했듯 거듭된 컨디션 악화로, 가장 왕성하게 일할 시기인데 몸은 무겁기만 했다. 엎친 데 덮친 격으로 성인 천식에도 걸렸다. 천식은 점차 악화되었고 약도 임시방편에 불과했다. 그때 문득, 문제는 식습관일지도 모른다는 생각이 뇌리를 스쳤다. 그래서 당직을 할 때 먹던 컵라면과 편의점 도시락을 끊었다. 최대한 가공식품을 피하고, 재료를 알아볼 수 있는 식품을 먹기 시작했다. 그러자 아무리 약을 써도 차도가 없던 천식이 깨끗이 낫고 건강도 날로 회복되는 것이 아닌가.

도시 속 원시인 생활을 계속할수록 건강해져서 지금은 운동을 할 때도 몸이 가볍고 개운하다. 고등학생 때와 체력이 비슷하다고 느낄 정도이다. 이 경험도 도시 속 원시인 생활을 확립하는 데 큰 도움이 되었다.

삶의 철학이 되는 원시인 건강법

서점의 건강서 코너에는 늘 수많은 건강서가 늘어서 있다. 식습관에 관한 것만 해도 현미채식, 1일1식, 당질제한식, 단일식품이나 건강보조식품을 권장하는 책 등 실로 다양한 건강법이 넘쳐나고 있다. 운동법에 관한 책도 체조나 댄스, 걷기, 조깅, 몸통 운동, 요가를 비롯하여 호흡법이나 자극요법에 이르기까지 다양하다.

모두 이점과 근거를 두루 갖추고 있는 책들이지만, 그런 내용에 더하여 '꾸준히 실천할 수 있는가.' 하는 점 또한 건강서의 중요한 요소다. 물론 의지가 매우 강한 사람이나 해당 건강법으로 큰 효과를 본 사람에게 실천은 그리 어려운 문제가 아닐지도 모른다. 하지만 전체를 놓고 봤을 때 그런 사람은 매우 적다. 그렇기에 수많은 건강법이 등장했다가 쉬이 사라지기

“도시 속 원시인 생활은
건강법인 동시에
삶의 방식이며
철학이기 때문에
다른 건강법과 함께
실천해도 문제없다.
원시인 생활은 건강의
토대를 만드는 기초이다.”

를 반복하는 것이 아닐까.

반면, 도시 속 원시인 생활은 조금 불편하기는 하지만 말 그대로 생활에 스며드는 건강법이기 때문에 다른 건강법들과는 접근법이 약간 다르다. 도시에서 살아가는 원시인을 상상하면서 근대 문명과의 거리감과 관계를 조금씩 바꾸어 생명력을 되찾아가는 것이다.

다만 다른 건강법과 부분적으로는 겹치기도 한다. 5장에서 소개할 칼로리제한과 당질제한은 다른 책의 의견을 받아들였다. 다만 이 책에서는 약간의 불편함을 감수하되 '적당히'라는 특징에 맞춰 꾸준히 실천할 수 있을 정도로 강도를 조정한다.

적당히 해서 건강에 도움이 되겠냐고 생각하는 사람도 있을 것이다. 하지만 처음에는 의욕에 넘쳐 엄격하고 강도 높게 시작해도 결국 좌절하고 원점으로 돌아가는 경우가 많은 게 사실이다. 원점으로 돌아가면 차라리 다행이지만 요요가 와서 전보다 더 살이 찌는 사람도 적지 않다. 그보다는 무리하지 않는 선에서 적당히 칼로리와 당질을 제한하는 쪽이 훨씬 안전하고 효과적이다.

안티에이징의 분야에서는 칼로리제한과 장수 유전자의 관계가 화제를 모으고 있다. 둘 사이의 관계에 관해서는 현재 몇 가지 세부적인 사항을 두고 논쟁이 계속되고 있지만 적어도 배불리 먹기보다 어느 정도 칼로리제한에 신경을 쓰는 것이 생활습관병의 개선과 건강한 다이어트에 효과적이라는 사실은 틀림없다.

도시 속 원시인 생활에서는 이렇게 무리하지 않는 선에서 칼로리와 당질을 제한할 것을 권장한다(5장 참조). 운동에 관해서도 같은 생각이다. 우선 생활에서 즐겁게, 조금이라도 더 걷고 움직이는 데 집중하도록 한다(2장 참조).

도시 속 원시인 생활은 건강법인 동시에 삶의 방식이며 철학이기 때문에 다른 건강법과 함께 실천해도 문제없다. 원시인 생활은 건강의 토대를 만드는 기초이다. 이 토대만 탄탄하게 다져두면 넘쳐나는 건강법에 휘말리지 않을 것이다. 또, 다른 건강법을 실천하다가 좌절하더라도 도시 속 원시인 생활이라는 토대가 갖춰져 있으면 건강 상태가 요동치는 위험을 막을 수 있다. 적당히 그리고 확실히 자신을 개선하는 것을 목표로 실천하자.

불편해야 노화와 멀어진다

편리와 노화, 문명과 건강 사이의 관계를 대부분 크게 의식하지 않고 생활하고 있을 것이다.

"차에 의존하지 않고 조금 더 걷는 것이 좋다는 사실은 알지만……."

"패스트푸드만 먹으면 몸에 좋지 않다는 건 알지만……."

말은 이렇게 하면서도 편리한 문명이 그리 심각한 문제라고는 생각하지 않는 것이다. 하지만 왠지 몸과 마음의 활력이 저하된 것 같다면, 혹은 안티에이징을 진지하게 생각하고 있다면 현대 문명에 대한 대책을 세워야 한다.

나는 서른여덟 살에 군의관을 그만두고 그때까지 몸담았던 안티에이징 치료와 다른 방법에 뛰어들었다. 미용외과나 미용피부과에서 시행하는 이른바 '회춘'요법은 오래전부터 있었

“안티에이징의 본질은
예뻐지고 젊어지고
날씬해지는 것이 아니라
‘방심하면 몸과 마음이
병드는 문명사회에서
어떻게 건강하게
살 것인가’라는 데 있다.”

지만, 내과의 안티에이징 의학이 마침 그 무렵 일본에 들어온 것이었다. 내과적 안티에이징 방법은 성장호르몬 같은 호르몬 보충요법이나 중금속제거요법(킬레이트제라는 약제를 링거로 주입하여 체내에 축적된 유해중금속을 배출하는 치료법), 다양한 건강보조식품을 처방하는 것 등이었다. 하지만 한 달에 1~10만 엔 정도가 드는 고가의 요법이라서 일반인들이 지속적으로 받기에는 부담이 컸다. 그런 안티에이징 의료를 계속하면서 나는 어딘가 석연치 않은 느낌을 지울 수 없었다. 특히 도시 속 원시인 생활을 통해 날이 갈수록 건강이 호전되는 것을 직접 느끼면서부터 '진정한 안티에이징이란 무엇인가?' 하는 의문이 머릿속을 떠나지 않았다.

그리고 내 나름대로 찾아낸 대답은 '현대의 문명병에 어떻게 대항하느냐' 하는 문제가 진짜 안티에이징이라는 사실이었다. 다시 말해, 안티에이징의 본질은 예뻐지고 젊어지고 날씬해지는 것이 아니라 '방심하면 몸과 마음이 병드는 문명사회에서 어떻게 건강하게 살 것인가'라는 데 있다는 말이다. '항노화抗老化 = 항문명抗文明'인 것이다.

애초에 안티에이징이라는 개념은 문명이 발달한 곳에만 존재한다. 오다 노부나가의 말처럼 '인생이 50년'에 불과하던 시대에는 나이가 들어서도 얼마나 젊음을 유지할 수 있는가라는 개념 자체가 존재하지 않았다.

또, 개발도상국처럼 생존만으로도 벅찬 환경에서 안티에이징이라는 개념은 발생하지 않는다. 문명이 발전하고 의학이 발달하고 결과적으로 수명이 길어졌기 때문에 우리는 안티에이징을 추구할 수밖에 없게 되었다.

단순히 오래 사는 것과 젊음을 유지하는 것은 다르다. 문제의식 없이 편리함에 물들어 있으면 확실히 노화는 빨리 찾아온다. 생활이 불편해야 노화도 멀어진다. 장수 사회이기에 더욱 안티에이징을 위한 '항문명'이 필요한 것이다. 이 점을 간과하면 오래 살더라도 병에 걸리거나 거동을 하지 못하게 되어 자신의 인생을 온전히 누리지 못하는 함정에 빠지고 만다.

현재 일본은 65세 이상인 인구가 전체의 약 4분의 1을 차지하고 있으며 100세 이상인 인구도 5만 명이 넘는다. 각종 질병에 걸려, 고령자의 삶의 질이 저하되지 않도록 막는 것은 안티에이징의 가장 시급하고도 중요한 과제다. 동시에, 일찌감치 생활습관병이나 비만에 걸리지 않도록 예방하는 것 또한 중요한 안티에이징이다. 이런 생각의 연장선상에서 보면 안티에이징은 '돈이 아무리 들어도 좋으니 아름다움을 유지하고 싶다'는 일부 사람들만의 전유물이어서는 안 된다.

물론 젊음을 유지하고 아름다움을 추구하려는 마음가짐은

훌륭하다. 하지만 그러기 위해 비싼 건강보조식품이나 특별한 의료시술이 필요하고, 한 달에 수만 엔이 든다면 그 혜택은 한정된 이들만 누릴 수 있다.

나도 한때 그런 비싼 안티에이징 의료에 몸담고 있었다는 사실을 반성하며 지금은 '저렴하고, 꾸준히 할 수 있고, 안전해야 한다'는 점을 안티에이징 의료의 3대 기본 원칙으로 삼고 있다. 그렇게 좋은 조건의 안티에이징 방법이 있을까 의심하는 이들도 있으리라 짐작하지만, 그 방법이 바로 도시 속 원시인 생활이다. 문명의 최첨단이라고도 할 수 있는 비싼 건강보조식품과 안티에이징 의료 시술, 그와 반대로 문명의 시곗바늘을 조금 되돌리는 도시 속 원시인 생활. 양쪽을 체험해보고 깊이 깨닫게 된 사실이 있다. 건강보조식품 등을 '더하는' 것보다 편리함이나 식사량, 식품첨가물 등을 '빼는' 것이 안티에이징에 훨씬 효과적일 뿐만 아니라 비용을 들이지 않고도 계속할 수 있다는 점이다.

최근에는 많은 사람들이 건강해지려는 목적으로 단식원을 찾고 있다. 이런 방법은 그야말로 빼기식 건강법이라는 관점에서 이루어진다. 맛있는 음식이 넘쳐나는 현대사회이기에 음식을 먹지 않는 인위적인 환경에 기꺼이 돈을 내고 참여하는 것이다. 하지만 참가비를 내면서까지 단식원에 들어가더라도 한

시적으로 참가한다는 마음가짐으로는 머지않아 건강이 악화되고 몸무게가 다시 불어날 것이다. 단식원이 나쁘다는 이야기가 아니라, 그 체험을 계기로 깨달음을 얻거나 생각을 전환하지 못한다면 본질은 영영 변하지 않는다는 뜻이다.

5장에서는 도시 속 원시인 생활의 일환으로 무리하지 않고 안전하게 할 수 있는 단식법인 '간단 주말 단식'을 소개한다. 스스로 할 수 있는 대표적인 빼기식 건강법이므로 간단 주말 단식을 실천해보아도 좋다.

위대한 업적은 꾸준한 습관에서 나온다

도시 속 원시인 생활을 좀 더 구체적으로 상상할 수 있도록 개인적으로 원시인 정신을 갖고 있는 인물들을 예로 들어보겠다.

우선 가장 먼저 떠오르는 인물은 안티에이징 하면 빼놓을 수 없는, 세이로카 국제병원 명예원장인 히노하라 시게아키日野原重明 선생이다. 1995년 지하철 사린가스 사건 당시 함께 세이로카 국제병원에서 피해자들을 함께 치료했던 기억을 잊을 수 없다. 나는 당시 방위의료대학교에서 독가스를 공부하고 있었기 때문에 실려 온 환자들의 증상이 사린가스에 의한 피해라는 것을 바로 알아차릴 수 있었다. 그 판단을 토대로 히노하라 선생과 함께 그에 맞는 초기 치료를 시행했다. 이후 외국에서 이야기를 듣기 위해 찾아온 군의관에게 "그 상황에서 사망자가

10명 남짓으로 그친 것은 기적이다. 초기 치료가 훌륭했기 때문이다."라는 말을 듣기도 했다. 지금의 일본은 평화로운데 군이 독가스에 대해 배워서 어디에 활용할 수 있을까 하고 회의적으로 생각하면서도 성실히 공부해두어서 정말 다행이라고 생각했다.

당시 히노하라 선생의 나이는 여든셋이었다. 선생은 그때도 나이를 짐작할 수 없을 정도로 초인적인 모습을 보여주었다. 100세가 넘은 지금까지 그 기력과 젊음은 변하지 않았다. 얼마 전에는 학회를 마치고 야마가타에서 돌아오는 비행기를 함께 탔는데 비행기에서 내리면서 "그럼 또 보세!"라는 말을 남기고는 기운 좋게 손을 흔들며 힘차고 빠른 걸음으로 사라졌다. 그 건강한 모습에 새삼 존경심이 일었다.

그 에너지의 근원에는 '일찍 일어나고, 되도록 많이 걷고, 배불리 식사하지 않고, 새로운 것에 도전하는 습관'이 있다. 히노하라 선생은 병원, 대학, 지하철역 같은 곳에서는 엘리베이터나 에스컬레이터를 이용하지 않고 계단을 이용한다고 한다. 지극히 도시 속 원시인 생활과 일치하는 자세다. 100세에 페이스북을 시작하고 지금도 매일 바쁜 일정을 소화하는 히노하라 선생의 에너지는 그런 생활에서 비롯된 것일 터다. 히노하라 선생이 90세에 쓴 책《잘 사는 법生きかた上手》에는 다음과 같은 구절이 실려 있다.

> 풍족하게 자란 젊은 세대와 달리 우리 세대는 부족한 생활을 경험했다. 물질적인 풍요와 편리, 발전이 무조건 선善은 아니다. 이를 아는 것은 우리 세대가 가진 장점이다. (중략) 지나친 풍요와 편리에 제동을 거는 것도 우리들 노인의 역할이다. 영국의 시인 윌리엄 워즈워스William Wordsworth의 말, '생활은 간소하게, 의지는 굳세게'를 실천에 옮겨야 하는 때는 바로 지금이다.

이와 같은 관점 또한 도시 속 원시인 생활의 본보기나 다름없다.

다음으로 떠오르는 인물은 여든의 나이에 세 번째 에베레스트 등정이라는 위업을 달성한 등산가이자 프로 스키선수인 미우라 유이치로三浦雄一郎씨다. 미우라 씨는 내가 준텐도대학 대학원에서 조교수로 안티에이징 강좌를 하던 무렵, 공적으로나 사적으로 종종 만나던 사이였다.

그는 예순에 완전히 비만으로 돌아선 자신의 체형을 반성하고, 일흔이 되면 에베레스트를 등정하겠다는 목표 아래 하염없이 걷거나 계단을 오르내리는 간단한 운동을 시작했다. 항상 발목에 모래주머니를 찼고 일부러 무거운 물건을 등에 지고 걷

"풍족하게 자란
젊은 세대와 달리
우리 세대는 부족한
생활을 경험했다.
물질적인 풍요와 편리,
발전이 무조건
선善은 아니다.
이를 아는 것은
우리 세대가 가진
장점이다."

기도 했다는 이야기가 인상적이었다. 원시인도 혀를 내두를 정도의 걷기 운동이다.

운동이 힘들기만 해서는 안 된다는 생각으로 재미 삼아 먼 길로 돌아가기도 하고 텔레비전을 보면서 아령을 들어 올리거나 밸런스 볼에 앉아 일을 하는 등 '곁들임' 운동에도 앞장서고 있다. 또, 식사는 자유롭게 하자는 주의로 언제나 호쾌하게 먹고 마셨지만 여든에 세 번째로 에베레스트를 등정하겠다는 목표를 세운 후로는 식사량을 120퍼센트에서 80퍼센트로 줄이고 십곡미十穀米를 주식으로 삼았다. 이런 점 역시 도시 속 원시인 생활과 맥이 닿아 있다.

세계 최고령으로 에베레스트 등정에 성공한 것도 꾸준히 이런 생활을 해온 결과라니 감탄이 절로 나온다. 위대한 업적도 꾸준한 습관에서 비롯된다는 것을 보여주는 사례다.

작은 불편함을 감내한 대가로 얻는 큰 보물

도시 속 원시인 생활의 구체적인 방법은 다음 장부터 소개하겠지만, 그 기본은 '약간의 부자유와 불편함을 즐기며 실천하는 것'이다. 부자유와 불편함이라니 듣기만 해도 귀찮다고 질색하는 이들도 있을 것이다. 또, 좋다는 것은 알지만 실천하기는 어렵다는 의견도 있을 것이다. 인간이 부자유보다 자유를, 불편함보다 편리함을 추구하는 것은 당연한 이치다.

하지만 그 약간의 부자유를 받아들이는 대신 '죽을 때까지의 자유'를 손에 넣을 수 있다면 어떤가? 세계 최고의 장수 국가인 일본에는 100세 이상 장수 인구가 5만 명이 넘는다. 하지만 안타깝게도 그중 80퍼센트 이상은 몸져누워 있는 상태라고 한다. 물론 상태가 어떻든 장수는 대단한 일이지만 가능하다면 살아 있는 한, 두 다리로 걷고 활기차고 자유로운 생활을 하는 것이 이상적이다.

그러나 지나치게 편리한 현대의 생활이 그것을 방해한다. 편리해지면 편리해질수록 몸을 사용하지 않게 되므로 다리와 허리가 급격히 노화한다. 근골격계가 쇠약해지면 대사, 면역, 호르몬계 같은 각종 생체활동이 도미노가 쓰러지듯 차례로 쇠퇴한다. 편리함을 추구하여 손에 넣은 '시간과 계절에 구애받지 않는 쾌적한 생활'은 자율신경을 쇠약하게 만든다. 이 또한 신체의 각 기관이 지닌 본래의 활동을 점점 둔화시킨다.

편리함을 조금만 멀리하고 불편함과 부자유를 감수하면 우리는 죽을 때까지의 자유, 즉 살아 있는 한 마음껏 움직일 수 있는 자유를 얻을 수 있다. 그것이 도시 속 원시인 생활의 목적이다.

최근 IT 단식이라는 말을 종종 듣는다. 컴퓨터와 스마트폰 등을 이용하는 IT가 맹렬한 기세로 발달한 결과, 우리를 편리하게 해야 할 IT는 우리를 옭아매는 족쇄가 된 것이다. 결국 오히려 사물의 본질을 잘 파악하지 못한 채 휘둘리고 IT가 대신 해주는 분야의 능력이 저하된다. IT 단식은 이런 사실을 깨닫고 때로는 IT에서 벗어난 생활을 하자는 주장이다. 이 또한 '편리함에 따른 불편함'을 깨닫고 문명의 시곗바늘을 조금 되돌리려는 시도일 것이다.

“편리함을
조금만 멀리하고
불편함과 부자유를
감수하면 우리는
죽을 때까지의 자유,
즉 살아 있는 한
마음껏 움직일 수 있는
자유를 얻을 수 있다.”

패스트푸드에 대한 반발로 슬로푸드나 로하스LOHAS (건강한 삶과 환경 보존을 동시에 추구하고 실천하는 라이프스타일)가 유행하는 배경에도 현대의 지나친 편리함에 대한 위기감이 있다. 그런 위기감을 무시하거나 석연치 않은 느낌을 받았을 때 내버려두지 말고, 비록 사소한 것이라도 제대로 마주하고 새로이 한 걸음을 내딛는 것. 그것이야말로 내가 이 책을 통해 전하고 싶은 점이다.

도시 속 원시인 생활에서 '불편함'이란 그리 대단한 것이 아니다. 평소와 다름없이 생활하면서 집안일을 하는 김에 조금 더 걷고, 정크푸드junk food를 조금만 줄이고, 여름과 겨울에는 더위와 추위를 제대로 느끼는 것같이 하나씩 놓고 보면 사소한 것들이다. 하지만 이 사소함이 거듭되면 확실히 몸이 변화한다. 아무리 노력해도 살이 빠지지 않던 사람이 쉽게 살을 빼고, 변비, 불면, 만성 두통, 갱년기장애, 요통 같은 증상이 거짓말처럼 사라지기도 한다.

사람들은 병에 걸렸을 때를 대비해서 보험을 들어두고는 병을 불러들이는 행동만을 계속한다. 건강을 잃을 것을 대비해 돈을 모으기보다는 도시 속 원시인 생활로 조금씩이라도 건강을 비축하는 것이 현명하지 않을까. 사소해 보일지 몰라도 한 달이 세 달이 되고, 그 기간이 일 년, 삼 년, 십 년으로 점점 길어질수록 건강과 신체 나이에 큰 차이가 드러날 것이다.

다음 장부터는 도시 속 원시인 생활의 구체적인 실천법을 소개하겠다. 하지만 모든 내용을 반드시 실천할 필요는 없다. 한 가지만 실천해도 좋고 두 가지를 실천해도 괜찮다. 이 정도라면 실천할 수 있겠다, 혹은 한 번 해볼까 싶은 것부터 시작하면 된다. 가능하다면 조금씩 개수를 늘려가자. 컨디션이 날로 좋아질 것이다.

그런 의미에서 다음 장부터 5장까지는 마지막에 도시 속 원시인 생활의 중요한 실천 리스트를 실었다. 할 수 있는 것, 해보고 싶은 것에 체크한 뒤, 일상의 곳곳에서 떠올리고 매일의 습관으로 삼아주길 바란다.

"석연치 않은
느낌을 받았을 때
내버려두지 말고,
비록 사소한 것이라도
제대로 마주하고
새로이 한 걸음을
내딛는 것.
이 사소함이 거듭되면
확실히 몸이 변화한다."

중력을 느낀다

원시인 건강법 1

참치는 시속 20~30킬로미터의 속도로

평생 쉬지 않고 헤엄치며 이를 그만두는 순간 죽는다고 한다.

인간은 걷지 않는다고 해서 바로 죽지는 않지만

장기적인 관점에서 본다면 역시 수명이 줄어드는

결과로 이어질 것이다. 걸어야 하는 몸을 가졌으면서도

편리함에 기대어 좀처럼 걷지 않게 된 우리는

이 사실을 마음 깊이 새겨야 한다.

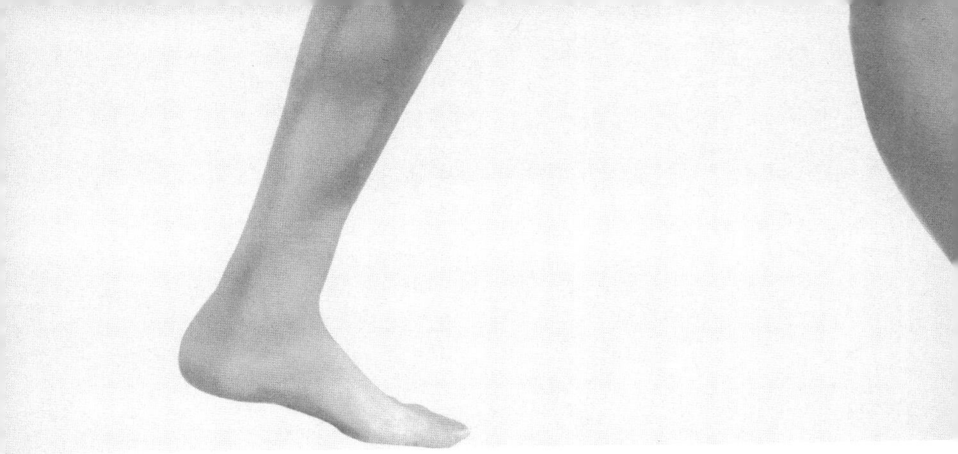

우리 몸은 걷도록 만들어져 있다

인류는 일반적으로 원인猿人-원시인-구인-신인(지금의 인류)의 순서로 진화해왔다. 이 책에서 다루는 '원시인'은 엄밀히 따지면 인류학에서 말하는 원시인이 아니다. 여기서는 상징적인 의미로 이해해주길 바란다.

인류학에서 원시인은 '허리를 펴면서 현재 인류의 체형에 가까워지고 뇌가 커짐과 동시에 손을 이용하여 도구를 본격적으로 사용하기 시작한 인류'로 정의한다. 즉 근본적인 의미에서 문명의 출발점에 있는 존재다. 원시인의 뇌가 커진 것은 직립보행 덕분이라고 여겨진다. 인류학에 해박하지 않더라도 상상해보면 알 수 있다. 네 다리로 걷는 상태에서는 형태적으로나 물리적으로 무거운 뇌를 지탱하는 데 한계가 있다. 직립보행을 하게 되어 몸이 지면과 수직을 이루고 머리가 목 위에 위치하게 되었기에 뇌가 커질 수 있었던 것이다. 하지만 직립보행만으로는 충분하지 않았다. 원시인의 뇌는 두 다리로 수없이 걷고 달려야만 발달할 수 있었다.

지금으로부터 수백만 년 전의 초기 인류는 죽은 동물의 시체에서 고기를 얻고, 돌로 뼈를 깨서 영양가 높은 골수를 얻었을 것이다. 그 무렵의 인류는 다른 동물보다 먼저 먹을 것을 손에 넣기 위해 강인한 아킬레스건과 다리 근육을 기르고, 직립보행으로도 먼 거리를 빨리 이동할 수 있는 능력을 익혔다. 이 능력으로 영양이 풍부한 먹을거리를 손에 넣을 수 있게 되었고, 그 덕분에 뇌가 커질 수 있었다. 우리 조상에게 '걷기'는 살기 위한 행위 그 자체였고 간접적으로는 뇌의 진화에도 도움을 준 것이다.

수렵 생활을 시작한 뒤에도 나무 열매나 물고기를 채집하기 위해서 먼 거리를 걷는 능력은 꼭 필요했다. 그 후, 인류가 태어난 고향인 아프리카를 떠나 여러 지역으로 이동할 때는 상당히 오랫동안 걸어서 여행을 했으니 인류의 역사는 걷기와 함께 발전했다고 해도 과언이 아니다.

그로부터 아득히 먼 시간이 흐른 뒤에도 차가 보급되기 전인 19세기까지 인류는 먼 거리를 걸어서 이동해야 했다. 일본의 경우 그 시대의 서민은 하루에 2만~3만 보를 걸었다고 한다.

"우리의 몸은 애초부터
매일 먼 거리를
걸을 수 있으며
또 걷도록 만들어져 있다.
다시 말해,
일정량 이상의 거리를
걷지 않으면 인체는
건강을 유지할 수 없게
되어 있는 것이다."

한국에서도 부산에서 서울까지 과거를 보러 가려면 매일 28킬로미터 정도를 걸어야 보름 만에 도착할 수 있었다. 또한 지금도 교통 시설이 발달하지 않은 개발도상국에서는 사람들이 매일 먼 거리를 걸어서 이동하고 있다.

몸의 구조나 유전자는 그렇게 단기간 내에 변하지 않는다. 걷지 않으면 살아남을 수 없었던 초기 인류 시대부터 현재까지 수백만 년이라는 시간 동안, 탈 것이 보급되어 보행 거리가 극단적으로 줄어든 것은 고작 최근 200년의 일이다. 인류 역사 전체와 비교하면 눈 깜짝할 시간밖에 되지 않는다. 우리의 몸은 애초부터 매일 먼 거리를 걸을 수 있으며 또 걷도록 만들어져 있다. 다시 말해, 일정량 이상의 거리를 걷지 않으면 인체는 건강을 유지할 수 없게 되어 있는 것이다.

최근에는 마라톤이나 조깅이 유행하고 있고 트라이애슬론에 도전하는 사람도 늘고 있다. 또 미국에서는 맨발로 들판을 달리거나 네 발로 걷는 '케이브맨cave man(원시인) 트레이닝'이라는 것이 조금씩 인기를 끌고 있다고 한다. 이런 유행의 기저에 있는 것이 바로 '원시시대에는 몸 하나로 생활했다'는 유전자 수준의 기억일 것이다. 문명의 힘에 의존하지 않고 '몸을 더욱 활용하는 것이 인간으로서의 행복이 아닐까.' 하는 자각이 발현된 결과일지도 모른다.

참치는 시속 20~30킬로미터의 속도로 평생 쉬지 않고 헤엄치며 이를 그만두는 순간 죽는다고 한다. 인간은 걷지 않는다고 해서 바로 죽지는 않지만 장기적인 관점에서 본다면 역시 수명이 줄어드는 결과로 이어질 것이다. 걸어야 하는 몸을 가졌으면서도 편리함에 기대어 좀처럼 걷지 않게 된 우리는 이 사실을 마음 깊이 새겨야 한다.

걸어야 오래 산다

'걷지 않으면 이윽고 걸을 수 없게 된다.' 사실 이 의미는 매우 중대하다. 노인을 대상으로 하는 강연회에서도 자주 이야기하는 내용인데, 극단적으로 말하면 인간이 죽는 과정은 다음과 같다.

1. 걷지 못하게 된다.
2. 먹지 못하게 된다.
3. 죽는다.

모든 사람은 응당 이 과정을 거쳐 죽음에 이른다.

이야기를 조금만 비약하자면, 내가 현재 연구하고 있는 분야이기도 한 암 의료에서 항암제의 지나친 사용이 바람직하지 않은 이유 또한 환자를 걷지 못하고 먹지 못하게 만들기 때문이다.

항암제를 과도하게 투여하면 몸은 몹시 나른해진다. 또, 면역 기능과 관련된 백혈구가 감소하기 때문에 의사는 환자에게 외출을 자제하도록 지시한다. 게다가 소화 기관의 세포가 계속해서 공격을 받기 때문에 구역질이 나서 음식을 먹지 못하게 된다. 항암제는 암세포와 정상 세포를 가리지 않고 세포의 분열 과정을 막는다. 암세포는 정상 세포보다 분열하는 주기가 빨라서 분열을 막으면 정상 세포보다 피해를 많이 입는다. 항암제는 대부분 이 차이를 응용해서 만든다. 하지만 머리카락을 만드는 세포나 소화기관을 구성하는 세포, 백혈구와 적혈구의 토대가 되는 골수세포도 분열 주기가 비교적 빠르기 때문에 암 치료가 시작되면 가장 먼저 피해를 입는다.

'걷지 못하고 먹지도 못하게 되더라도, 양날의 칼로 암세포를 해치우고 몸은 나중에 회복하면 된다'는 것이 현재 항암제 치료의 관점이다. 그런데 현재 암 치료에서는 걷지 못하고 먹지 못하게 되어 입는 피해를 고려하지 않고 있다는 점이 더 큰 문제다. 그 결과, 암과의 사투에서 목숨을 잃는 환자의 수가 적지 않다.

따라서 환자마다 차이는 있겠지만 항암제 치료로 걷지 못하고 먹을 수 없게 된다면 그것은 과도한 치료법이다. 걷고 먹을 수 있는 범위 내에서 다양한 보완대체의료(수술, 방사능, 항암제 이외의, 서양 의학을 보충하기 위한 치료법)를 도입하는 것이 정답이라고 생각한다.

암 환자들에게 국한된 이야기가 아니다. 원래 건강하게 잘 걷던 사람이 나이가 들고 체력이 저하되어 걷지 못하는 것은 엄밀히 말해 생명이 단축되는 출발점이다. 이를 방지하는 최선의 방법은 걷지 못하게 되기 전에 열심히 걷는 것뿐이다.

도시에서 즐기는 무료 헬스장

수렵 채집 시대 인류의 근골격계는 어떠했을까. 현재는 다양한 인류의 뼈가 발견되고 있으며 그 화석을 토대로 연구가 이루어지고 있다. 그중에는 가냘픈 골격을 가진 인류도 있고 튼튼한 골격을 가진 인류도 있지만 대부분 우리들(호모 사피엔스)보다는 강인한 근골격계를 갖고 있었던 듯하다. 몸을 써서 먹을거리를 모았던 시대에 강한 근골격계는 생존에 꼭 필요한 요소였다. 하지만 몸을 쓰지 않아도 생존할 수 있는 현대 문명사회를 살아가는 우리에게도 근골격계는 변함없이 중요하다.

우리의 생체활동을 뒷받침하는 주된 기능에는 면역계, 대사계, 호르몬계가 있다. 이들을 총괄하고 조절하는 것이 자율신경이다. 면역 · 대사 · 호르몬을 세 명의 '배우'라고 하면, 자율신경계는 그들을 지휘하는 '감독'이다. 그리고 세 명이 오른

'무대'가 근골격계이다. 근골격계라는 무대가 튼튼하고, 면역·대사·호르몬이라는 배우들이 모두 활기차며, 감독인 자율신경이 건강하면 멋진 무대를 만들어낼 수 있다. 이것이 몸에 활력이 넘치는 상태다. 각 요소가 하나라도 부족하면 활력이 저하되거나 병에 걸린다.

근골격계라는 무대를 강화하기 위해 주목해야 할 점이 하나 더 있다. 그것은 바로 '중력'이다. 근골격계를 튼튼하게 유지하려면 지구의 중력을 근육으로 확실히 느끼는 것이 중요하다. 생활 속에서 중력을 의식하지 않으면 근골격계는 점점 퇴화한다. 우주비행사가 우주에 갔다 오면 뼈와 근육이 급격히 쇠약해진다고 앞서 말했다. 우주에서만큼 극단적이지는 않지만 지구에서도 중력을 느끼지 않는 생활을 계속하면 근육과 뼈는 점점 약해진다. 뼈도 노화된다는 사실을 기억하자. 반대로 생활 속에서 지구의 중력을 의식하면 의식할수록 근골격계는 강해지고 젊음을 유지하며 노화에 저항할 수 있게 된다.

그렇다면 근육으로 중력을 느끼기 위해서는 어떻게 해야 할까. 가장 간단한 방법은 조금씩이라도 걷는 기회를 늘리는 것이다. 매일 무의식적으로 차나 엘리베이터, 에스컬레이터를 이용한다면 그만큼 중력을 느끼지 않게 된다. 가까운 거리는 차를 타는 대신 걷고, 되도록 계단을 이용하는 습관을 들이면 근육과 뼈가 강화되어 안티에이징에 도움이 된다. 차나 엘리베이터를 타지 말라는 것은 아니다. 요컨대 중력을 느끼는 시간을 조금씩이라도 늘리자는 것이다. 짧은 거리라도 자신의 다리로 걸으면 그만큼 근육과 뼈가 강해진다. 이런 실천이 모여 노화를 방지할 수 있게 되는 것이다. 작은 실천을 통해 얻을 수 있는 큰 효과를 기대하며 몸에 중력이라는 자극을 부여하는 데 신경을 기울여야 한다.

나는 쉰 살에 다시금 후지산을 등정했다. 28년 만이었다. 훌륭한 체험과 함께 등산 동료도 얻었기 때문에 앞으로 후지산 등정은 계속 연례행사가 될 것 같다. 등산 동료라고 해도 평소에 엄격하게 근골격계를 단련하는 강인한 사람들은 아니다. 등산 경험자도 있었지만 대부분 회사원 같은, 지극히 평범한 이들이었다.

2012년에는 남자 넷이서 등산했지만 2013년에는 멤버가 남자 셋, 여자 넷으로 늘었다. 등산 경험이 거의 없던 여자 멤버들은 후지산 등산을 불안해했다. 그렇다고 체력을 단련하기 위해 헬스장에 갈 시간을 따로 내기도 어려운 형편이었다. 나는 도시 어디에나 있는 '무료 헬스장' 즉, 계단을 활용하도록 권했다. 일부러 시간을 내어 달리거나 헬스장을 다니지 않아도 괜찮으니 오늘부터 엘리베이터와 에스컬레이터를 이용하지 말고 건물을 오르내릴 때 계단을 이용해보라고 제안한 것이다. 역, 사무실, 백화점, 대형 마트 등 도시에는 도처에 계단이 널려 있다. 층수가 높은 건물도 적지 않다. 계단을 이용하는 것은 중력을 느끼기 위한 활동으로 안성맞춤이다.

내 조언대로 해보니 처음에는 다리가 후들후들 떨릴 정도로 힘이 들었다고 한다. 특히 내려갈 때가 힘겨웠다고 했다. 계단은 내려가는 게 편하다고 생각하기 쉽지만 사실은 올라갈 때보다 근육에 힘이 더 쏠린다. 내려갈 때는 한쪽 다리에 갑자기 체중이 몰리는데 그 동작이 연결되기 때문이다. 따라서 다리와 허리의 상태가 좋지 않을 때 무리해서 계단을 내려가는 것은 금물이지만 다리와 허리가 건강한 사람이라면 계단을 내려갈 때 근육에 쏠리는 힘만큼 효과를 볼 수 있다.

1장에서 이야기한 등산가 미우라 유이치로 씨도 삿포로에 있는 9층에 있는 자택과 도쿄의 대형 서점이나 백화점 같은 곳에서 철저하게 계단을 이용하고, 특히 계단을 내려가며 근육을 단련한다고 한다.

후지산 등정을 목표로 엘리베이터와 에스컬레이터를 멀리하기 시작한 여성들은 처음에는 녹초가 되어 몹시 고생했던 모양이지만 점차 익숙해져서 가볍게 계단을 오르내리게 되었다. 계단 운동을 한 달 정도 계속한 뒤, 드디어 후지산으로 향했다.

"아주 사소한 일이지만
그것이 거듭되면
우리 안에 잠들어 있는
원시력이 되살아난다."

결과는 완벽했다. 등산 미경험자인 여자 멤버들은 한 명의 낙오자도 없이 무사히 후지산 정상에 도착했고, 다시 힘차게 산을 내려갈 수 있었다. 고작 한 달 동안 엘리베이터와 에스컬레이터를 이용하지 않고 계단을 오르내리기만 했을 뿐인데 근골격계는 그만큼 제대로 단련되었던 것이다.

아주 사소한 일이지만 그것이 거듭되면 우리 안에 잠들어 있는 원시력이 되살아난다. 도시 속의 '무료 헬스장'을 여러분도 활용해보길 바란다.

일상 속에서 중력을 느끼는 동양식 생활양식

내가 어렸을 때는 일본식 가옥이 일반적이었다. 물론 서양식 가옥도 있었지만 그것은 조금 특별한 경우였고 지금처럼 어디에나 서양식 건물이 늘어선 모습은 당시에는 상상할 수 없었다. 방에 접이식 상을 두고 앉아서 식사를 하고, 잘 때는 장롱에서 이불을 꺼내 자리를 깐다. 방 하나가 거실이 되었다가 주방이 되고 침실로 변하는 동양식 생활양식은 좁은 주거공간을 효율적으로 사용하기 위한 지혜에서 비롯되었다.

하지만 많은 이들이 왠지 모르게 세련되어 보이는 서양식 건물을 동경하게 되었고 지금은 동양식 좌식 생활을 하지 않는 집이 압도적으로 많아졌다. 예전의 화장실은 쭈그리고 앉아 일을 보는 화변기和便器가 보통이었다. 하지만 서양식 화장실이 들어오기 시작하면서 눈 깜짝할 새 대부분의 집에 양변기가 보급

되었다. 공중화장실에 화변기가 있을 때 어떻게 사용해야 하는지 모르는 아이들도 적지 않다고 들었다. 화변기는 점점 도태되고 있는 것이다. 왜 이런 이야기를 하는가 하면 좌식 생활이 이 장의 테마인 '중력'과 깊은 관계가 있기 때문이다.

방이나 화장실이 동양식이던 시대 우리는 언제나 스쿼트(무릎을 굽혔다 펴는 운동)를 하면서 생활했다. 바닥에 앉았다 일어서고, 장롱에서 이불을 꺼내어 깔고, 이불을 개어 다시 장롱에 넣고, 화변기에 쭈그리고 앉아 볼일을 보고 일어선다. 모두 무릎을 굽혔다 펴는 운동이다. 그만큼 중력을 느끼기 좋은 환경이기 때문에 근골격계의 강화에는 동양식 생활양식이 압도적으로 적합하다.

그러나 모든 일에는 장점과 단점이 있듯, 동양식 생활은 다리와 허리에 부담을 줄 수도 있다. 다리와 허리가 약한 노인에게는 의자에 앉고 침대에서 자는 서양식 생활이 더 적합할 것이다. 하지만 적어도 다리와 허리가 건강한 동안에는 중력을 더 많이 느낄 수 있는 동양식 생활이 근골격계 유지에 도움이 된다. 평소에 서양식 건물에서 생활하는 이들은 그만큼 '빼기'를 의식하고 적극적으로 다리와 허리를 쓰는 것이 좋다.

걸음수를 재기만 해도 충분하다

마음만 먹으면 어디서든 중력을 느끼고 근골격계를 강화할 수 있다. 놀이공원도 최적의 무대가 될 수 있다. 같은 또래의 아이를 가진 아버지끼리 모이면 이런 이야기를 곧잘 나누고는 한다.

"이번 휴일에는 가족에게 봉사해야 해. 사실은 더 자고 싶은데."

"아이들을 디즈니랜드에 데려가기로 했어. 줄 서는 것도 귀찮은데 가서 벤치에서 잠이나 잘까 봐."

이런 이야기를 들을 때마다 나는 "줄이나 서야 한다고 투덜대지 말고 얼마나 많은 놀이기구를 탈 수 있을지, 자네도 게임하듯 즐겨보면 어때?" 하고 권한다.

참고로 나는 가족에게 봉사한다는 말에 거부감이 든다. 왜 가족들과 시간을 함께 보내는 것을 봉사라고 말하는지 의문이다. 봉사라는 발상 자체가 이상할뿐더러 그런 생각으로 살기 때문에 남성이 여성보다 빨리 늙는 경향이 있는 것은 아닌가 하는 생각마저 든다.

실제로 아이에게 "그럼 아빠는 여기서 놀이기구를 예약해 둘 테니 너는 저기서 엄마하고 줄을 서 있으렴. 휴대전화로 연락하자." 하고 말한 뒤, 얼마나 효율적으로 놀이기구를 탈 수 있을까를 진지하게 궁리하면 재미있게 시간을 보낼 수 있다. 평소에는 잘 사용하지 않는 뇌를 사용하기 때문에 몸뿐만 아니라 뇌에도 좋은 자극이 된다. 그리고 무엇보다도 많이 걸을 수 있다. 디즈니랜드에 다녀온 날에는 만보기의 수치가 대략 만 오천 보 이상을 기록한다. 그만큼 중력을 느끼는 근골격계가 강화되므로 나는 '놀면서 득을 본다'고 생각한다. 게다가 가정이 화목해지고 아이들에게 점수도 딸 수 있으니 그야말로 일석이조인 셈이다.

디즈니랜드 같은 놀이공원도 이렇게 시점을 바꿔 '도시 속 원시인 게임'의 무대라고 생각하고 즐기면 가족에게 봉사하는 것이 아니라 자신에게도 매우 충실한 하루를 보낼 수 있다.

내게 조언을 들었던 한 아버지는 놀이공원을 다녀와서 웃으며 이렇게 말했다.

"자네 말대로 해보니 의외로 재미있더군."

'디즈니랜드에 다녀오면 만 오천 보를 걸을 수 있다'는 이득을 직접 확인하려면 당연히 만보기를 차야 한다. 만보기는 열심히 걷는 사람만 찬다고 생각하는 사람이 있을지도 모르지만 그렇지 않다. 처음에는 그저 차는 데 의의를 두는 것으로 충분하다. 어느 정도 걸었는지 확인하고, 자신이 생각보다 많이 걷지 않고 있다는 사실을 의식하는 것이 중요하다.

한때, 몸무게를 재기만 하는 다이어트가 유행한 적이 있다. 말 그대로 몸무게를 재는 것 이외에는 다른 실천 사항이 없는 다이어트다. 몸무게를 재기만 해서는 살이 빠질 리가 없다는 생각은 표면적인 관점에 불과하다. 인간은 몸무게를 재면 반드시 그 수치가 어떻게 변하는지 신경을 쓰게 된다. 어떨 때 체중이 늘고, 어떨 때 줄어드는지도 자연스럽게 의식하게 되므로 결국은 체중 조절 효과가 나타나는 것이다.

마찬가지로 '걸음 수를 재기만 하는 걷기'면 충분하다. 만보기를 차기만 해도 걸으려는 의욕이 높아지고, 숫자가 커지는 것을 확인할 때마다 즐거워진다. 만보기를 차는 습관이 들면 가끔 차는 것을 잊었을 때는 모처럼 걸었는데 걸음 수를 확인할 수 없다는 사실에 손해를 보는 듯한 기분이 든다. 바꿔 말하면, 걷기만 해도 이득을 본 듯한 기분이 들기 때문에 건강을 위

“건강을 위한
의무감에서가 아니라
자신의 만족을 위해
불편함을 감수하더라도
즐겁게 걷게 되는 것이다.
일부러 시간을 내서
걷지 않아도
생활의 곳곳에서
조금 더 걸으려고
노력하기만 하면 된다.”

한 의무감에서가 아니라 자신의 만족을 위해 불편함을 감수하더라도 즐겁게 걷게 되는 것이다. 일부러 시간을 내서 걷지 않아도 생활의 곳곳에서 조금 더 걸으려고 노력하기만 하면 된다.

예를 들면, 지하철을 기다리는 사이 승강장의 한쪽 끝에서 다른 쪽 끝까지 걷거나 신호등을 기다리는 사이에 제자리걸음을 하거나 슈퍼마켓에 가면 가게 안을 빙빙 돌면서 물건을 사는 등 방법은 무궁무진하다.

허리에 다는 만보기 이외에도 손목시계 형태로 된 것, 주머니에 넣은 채로 측정할 수 있는 것도 있다. 최근에는 휴대전화나 스마트폰에 만보기 기능이 설치되어 있거나 전용 어플리케이션을 이용할 수도 있다. 걸음 수만 재는 것이 아니라 소비에너지양이나 맥박, 지방 연소량을 측정할 수도 있고 걸음 수를 주 단위나 월 단위로 기록하고 분석할 수 있을 정도로 기능 또한 다양하다. 이렇게 도시 속 원시인 생활에서는 현대의 도구를 잘 활용하는 것도 중요하다.

사실 나도 우연한 계기로 만보기를 차고 하루 만 보 걷기를 시작했는데, 5년째 하루도 빠지지 않고 실천하고 있다. 딸과 함께 게임기를 사러 갔다가 우연히 걸음 수로 생활리듬을 확인할 수 있는 소프트웨어를 발견했고, 재미있어 보여서 구입한 것이 그 계기였다. 게임기와 연동된 만보기를 차보니 생각보다 평소에 많이 걷지 않는다는 사실을 깨닫고 가벼운 마음으로 하루 목표를 만 보로 설정했다. 그러자 만 보를 걸으면 "목표를 달성했네요. 축하합니다." 하고 게임기가 칭찬을 해주었다. 달성하지 못했을 때 "안타깝네요." 하는 말을 들으면 조금 울컥하는 기분이 들기도 했다. 그러는 사이 점점 걷는 행위 자체가 즐거워지기 시작했다.

돌이켜보니 오랜 시간 동안 매일 만 보 걷기를 꾸준히 실천해왔다는 사실을 깨달았다. 해외 출장을 갈 때는 비행기에 있는 화장실에서 제자리걸음을 하기도 했고, 그동안 몇 번인가 위기가 찾아오기도 했지만 하루도 빠짐없이 5년을 이어오고 있다. 건강을 위해서라는 생각이 아니라 재미있으니까 걷는다는 생각이었기에 꾸준히 실천할 수 있었던 것 같다. 나는 우연히 게임기를 이용했지만 디지털 기기에 국한하지 않고 가족과 친구에게 기록을 자랑하고 표에 적기만 해도 게임하는 듯한 감각으로 실천할 수 있을 것이다. 또 즐겁게 걸을 목적으로 사람들이 모이는 동호회나 인터넷 사이트에 들어가 보는 것도 좋은 방법이다. 걷기는 귀찮고 불편하다고 단정 짓지 말고 만보기를 이용하면서 자신에게 알맞은 걷기 방법을 찾는 것이 좋다.

아침 조깅은 원시인의 사냥

'옛날 사람들은 어땠을까.' 하고 상상하며 놀이로 바꿔서 실천하는 것이 도시 속 원시인 생활의 묘미다. 건강을 위해 달린다고 생각한다면 전혀 즐겁지 않다. 나는 아침 조깅은 '사냥'이라고 상상하며 달린다.

오랜 시간 동안 각각의 원시시대를 거쳐 농경이 시작되기까지 남성들은 매일 사냥을 했을 것이다. 그 당시의 남성이 된 기분으로 달려보자. 사냥감이 눈앞을 달리고 있지는 않지만 그 부분은 상상력을 발휘하면 된다. 몰입하면 그만이니 발상을 전환한다면 즐겁게 달릴 수 있다.

그렇다면 여성은 어떻게 해야 하냐고 묻는 이들이 있을지도 모른다. 당시에는 물론 여성도 손이 닿는 범위 내에서 나무 열매나 과일을 모으러 다녔을 것이다. 대상이 동물이 아닐 뿐,

여성은 여성 나름대로 사냥을 하고 있었을 테니 그런 상상을 하면서 걷거나 뛰는 것은 즐거운 일이다. 더욱이 지금으로 말하자면 취사와 세탁, 청소 등을 할 때 과거에는 온몸을 사용했다. 아궁이에 불을 때고, 옷을 손으로 문질러서 깨끗이 빨고, 집안을 쓸고 닦으며 온몸으로 집안일을 하던 것은, 극히 최근, 우리의 한두 세대 이전까지는 일반적인 일이었다.

일본의 옛날이야기인 '모모타로'는 '어느 날, 할아버지는 산에 나무를 하러, 할머니는 냇가에 빨래를 하러 갔습니다.'라는 문장으로 시작한다. 이 문장 그대로 옛날에는 누구나 몸을 써서 일이나 집안일을 하는 것으로 하루를 시작했다. 참고로 나무를 한다는 것은 땔감으로 사용할 잡목의 가지를 모은다는 뜻이다. 지금은 스위치만 누르면 물을 끓이고 음식을 할 수 있지만, 먼 옛날의 할아버지는 산에 나무를 하러 가야 했다. 가전제품이 발달한 요즘은 그런 시대의 일을 상상하는 것조차 어려울 정도로 집안일에 드는 시간이 크게 단축되었다. 하지만 앞서도 말했듯, 지나치게 편리한 생활의 대가는 확실히 우리 몸을 좀먹고 있다.

그렇기 때문에 아침 조깅을 사냥이라고 상상하며 달리는 것처럼, 집안일 역시 원시시대의 생활이라고 상상하면서 즐기는 것이 이상적이다. 집안일은 의무적으로 해야만 하는 재미없는 일이라고 생각하면 하기 싫고 재미없는 일이 된다. 하지만 집안일도 도시 속 원시인 생활이라는 발상으로 즐겁게 하자고 마음먹으면 집안일도 얼마든지 즐거울 수 있다.

예를 들어, 나는 쓰레기를 쓰레기장에 버릴 때, 여러 번으로 나누어 버린다. 우리 집 현관에서 쓰레기장까지의 거리는 대략 10~20미터 정도다. 아무리 작고 가벼운 쓰레기라도 하나씩 버리면서 그 거리를 몇 번이고 왕복하는 것이다. 쓰레기장까지 걷는 횟수를 늘리려고 일부러 큰 봉투에 쓰레기를 모으지 않고 작은 봉투에 나눠서 버릴 때도 있다. 그러면 쓰레기를 버리는 데만 100미터 이상, 나의 걸음 수로는 150보 정도를 벌 수 있다.

일부러 불편함을 감수하다니 어리석다고 생각하는 사람도 있을 것이다. 하지만 편리한 생활에 익숙해진 우리가 이 정도로 노력을 기울이지 않고서 중력을 느끼기란 결코 호락호락하지 않다. 괜히 움직이면 손해라고 생각하는 것이 아니라 몇 걸음 더 걸어서 득을 봤다고 생각하는 것이 중요하다. 하루에 100미터만 더 걷더라도 열흘이면 1킬로미터, 백 일이면 10킬로미터의 거리가 누적된다. 이런 발상의 전환만으로 집안일을 얼마든지 건강을 위한 생활로 바꿀 수 있다.

불편함이 중요한 것이다

중력을 느끼는 생활은 집에서도 실천할 수 있다. 그렇다고 해도 집 안을 단순히 걷기만 해서는 재미가 없기 때문에 놀이라고 생각하며 실천할 수 있는 방법을 소개한다.

바로 '리모컨 없는 날'을 만드는 것이다. 나는 한 달에 한 번 정도의 빈도로 실천하고 있다. 리모컨 없는 날이란 말 그대로 텔레비전과 DVD, CD 플레이어 등의 리모컨을 사용하지 않고 생활하는 것이다. 전원을 켜고 끄는 것부터 채널을 돌리는 것까지 모두 본체의 스위치로 조작한다. 당연히 앉아 있던 곳에서 텔레비전이나 DVD가 있는 곳까지 가서 직접 조작해야 한다. 솔직히 말하면 귀찮지만 그 불편함이 중요하다.

나와 비슷한 연배라면 잘 알겠지만, 옛날 텔레비전에 리모컨 같은 건 없었다. 텔레비전 앞까지 직접 가서 스위치를 돌려

"옛날에는 당연했던 일을
무의식적으로 귀찮다고
생각했구나라고 깨닫는
것에 큰 의미가 있다."

야 했다. 그것이 상식이었으니 귀찮다고 생각할 일도 없었다. 그런데 지금은 몸을 움직이지 않고도 리모컨으로 채널을 바꾸는 것이 당연해졌고 본체의 버튼은 전혀 사용하지 않게 되었다. 생활은 더욱 편리한 쪽으로만 흐를 것이고 앞으로 인간은 더욱더 움직이지 않게 될 것이다.

그런 일상생활에서, '이렇게 움직이지 않았다니.' '옛날에는 당연했던 일을 무의식적으로 귀찮다고 생각했구나.' 하고 깨닫는 것에 큰 의미가 있다.

리모컨 이외에도 되도록 가전제품의 자동 기능은 사용하지 않는 것이 좋다. 그렇지만 부담이 너무 커지면 이골이 나기 때문에 재미로 할 수 있는 범위 내에서 실천하기를 권한다. 예를 들어, 매번 손빨래를 하는 것은 아무래도 어려우므로 손빨래를 하라고 하지는 않는다. 대신 세탁기의 전자동 기능을 사용하지 않고 매뉴얼 모드로 빨래를 하도록 권한다. 그러면 빨래, 헹굼, 탈수 등의 순서에 맞춰 버튼을 눌러야 하니 그때마다 세탁기까지 움직이게 된다. 또 건조 기능은 사용하지 않고 직접 빨래를 널어서 말린다. 그 밖에도 식기세척기를 사용하지 않고 직접 설거지를 하고, 청소기를 사용하지 않고 빗자루와 걸레로 청소를 하는 것도 한 방법이다.

리모컨 없는 날을 제안하고 가족으로부터 적잖이 불평을

들었다. 하지만 최근에는 "괜찮아요. 그럼 당신이 해요."라는 말로 내게 배턴을 넘기는 통에, 엉겁결에 집안일을 덤으로 얻었다.

우리 집은 거실이 2층에 있어서 손님이 오면 모니터를 확인하면서 인터폰으로 말을 하는데, 리모컨 없는 날에는 그조차 사용하지 않는다. 초인종이 울리면 직접 현관까지 내려가서 손님을 확인한다. 만약 수금을 하러 온 사람이라면 다시 2층으로 올라가서 지갑을 가지고 현관까지 내려와서 대금을 지불해야 한다. 평소라면 인터폰으로 확인한 뒤 지갑을 가지고 내려갈 테니 한 번 왕복으로 끝날 일을, 두 번이나 반복하는 것이다. 수금을 하는 사람을 기다리게 하는 것은 미안하지만 리모컨 없는 날에 찾아온 인연에 양해를 구하는 수밖에 없다.

이런 생활을 한 달에 한 번만 체험해보면 자신이 얼마나 문명의 이기에 물들어 있는지 피부로 느낄 수 있다. 재미 삼아 실천하는 것이지만 편리함에 휩쓸린 자신의 모습을 자각하고 재정립하는 효과는 상당히 크다.

한 번이면 끝날 쓰레기 버리기를 여러 번으로 나누어 왕복하고 리모컨을 사용하지 않고 텔레비전 본체로 조작하고 계단을 일부러 두 번 오르내린다. 이런 불편함을 '어리석다'고 생각하느냐 '즐겁다'고 생각하느냐는 마음먹기에 달렸다. 확실히 쓸데없는 일인지도 모른다. 하지만 쓸데없는 일은 과연 모두 나쁜 것일까. 쓸데없는 것 가운데서도 좋은 것을 찾아내는 습관을 들이면 시야가 확실히 넓어진다. 적어도 좀 더 운동할 수 있어서 이득이라고 생각하면 인생이 즐거워진다.

의식적으로 리모컨 없는 날을 만들고 있기는 하지만 나는 평소에도 덤벙거리는 일이 많다. 예를 들어, 물건을 사러 갔는데 정작 필요한 것을 깜빡하고 사지 않아서 다시 한 번 다녀오는 일이 생긴다거나. 그럴 때 손해를 봤다고 얼굴을 찌푸리기보다 실수를 했지만 운동이 되었다고 생각하고 웃는 쪽이 기분도 좋고 노화를 방지하는 데에도 도움이 된다.

일본 유명 만화의 주인공 사자에 씨가 나이에 비해 언제나 젊고 건강한 이유는 물건을 사러 나왔다가 지갑을 놓고 와서 다시 돌아가곤 하기 때문이 아닐까. 사자에 씨는 그럴 때마다 "나는 항상 왜 이러나 몰라. 시간 낭비, 체력 낭비 했네." 하고 낙담하지 않는다. 낙천적인 캐릭터의 성격상 "어머, 또 잊어버렸네. 나도 참. 호호호." 하고 웃을 것이다. 젊음과 건강의 비밀은 여기에 있다.

현대 문명사회는 철저하게 낭비를 없애고 오로지 고효율, 편리함만을 추구해왔다. 그러다가 낭비와 함께 다른 중요한 가치들마저 없애버린 것은 아닌가 하는 생각을 지울 수 없다. 사

“현대 문명사회는
철저하게 낭비를 없애고
오로지 고효율,
편리함만을 추구해왔다.
그러다가 낭비와 함께
다른 중요한 가치들마저
없애버린 것은 아닌가
하는 생각을 지울 수 없다.”

자에 씨처럼 실수를 즐겁게 받아들이자. 발상을 전환하여 '덤벙거린 덕분에 득을 봤다.'고 받아들일 수 있다면 여러분들에게도 원시인 정신이 침투했다는 뜻이다. 이득을 봤다고 생각할수록 젊어진다.

약보다 효과적인 요통 치료법

도시 속 원시인 생활로 중력을 느낄 기회를 늘리면 다리와 허리의 건강도 크게 개선된다. 그 예로, 지독한 요통이 사라졌다는 A씨(여 · 39)의 사례를 소개한다.

A씨는 사무직에 종사하고 있어서 평일에는 거의 하루 종일 사무실 책상에 앉아 일을 한다. 운동은 거의 하지 않으며 출퇴근할 때 걷는 거리도 얼마 되지 않는다. 35세 무렵부터 허리에 뻐근한 통증이 느껴졌고, 갈수록 통증이 오래 지속되었다. 정형외과에서 검진을 받고 MRI검사까지 받았지만 허리 디스크라거나 하는 등의 명확한 병명을 찾지 못했다. 그래서 진통제와 파스를 처방받고, 재활치료를 병행하면서 상태를 지켜보기로 했다.

진통제를 복용하면 어느 정도 고통이 사그라지기는 했지

만 결국 다시 통증이 도졌고 요통 증상은 전혀 개선될 기미가 보이지 않았다. 그래서 지인에게 소개를 받아 당시 내가 근무하던 안티에이징 클리닉에 검진을 받으러 왔다.

이야기를 잘 들어보니 A씨는 원래 운동을 싫어했는데, 운동 부족이 요통의 근본적인 원인이라고 생각한 모양이었다. 그래서 굳게 결심하고 헬스장에 다니기 시작했다. 하지만 운동을 할수록 피로가 심해지고 곳곳에 근육통이 생기는 통에 얼마 못가 흥미를 잃었다고 했다.

이처럼 평소 운동을 하지 않던 사람이 갑자기 강도 높은 운동을 시작하면 십중팔구 실패한다. 몸이 운동할 준비가 되지 않았기 때문에 몸에 무리가 가는 것이다. 그렇기 때문에 원시인 건강법으로 우선 일상생활에서 걸을 기회를 조금씩 늘려가는 것이 바람직하다.

A씨의 경우, 우선 클리닉에 있는 요가 교실에 다니면서 개인 강습을 받기 시작했다. 요가는 자율신경의 균형을 되찾아주는 효과가 있다. 이렇게 무리하지 않는 범위 내에서 운동에 적합한 몸을 만들고 나자 A씨는 한 달 반 만에 하루에 6,000보 정도는 가뿐히 걸을 수 있게 되었다. 그러자 몇 년 동안 A씨를 끈질기게 괴롭히던 요통이 조금씩 개선되었다. 이전에는 매일같이 달고 살던 진통제도 필요하지 않게 되었다. 더욱이 세 달쯤

"진통제나 파스는
일시적인 처방에 그칠 뿐이다.
뼈에 특별한 이상이 없다면
약에 의존하지 말고
일단 걸어야 한다.
그것이 가장 확실하고
빠른 처방전이다."

되었을 무렵에는 하루에 만 보를 걷게 되었고 요통은 완전히 사라졌다.

인간이 직립보행을 시작한 이래, 요통은 인류의 숙명처럼 보이기도 한다. 하지만 요통은 걷는 자세를 교정하면 대부분 개선된다. 진통제나 파스는 일시적인 처방에 그칠 뿐이다. 뼈에 특별한 이상이 없다면 약에 의존하지 말고 일단 걸어야 한다. 그것이 가장 확실하고 빠른 처방전이다.

운동을 꾸준히 하지 못하는 이들을 위한 처방

지금까지 걷기를 중심으로 중력을 의식하는 생활에 대해 이야기했다. 하지만 아직도 "걷는 것은 귀찮다." "걷는 것이 좋다는 사실은 알지만 꾸준히 하기 어렵다."라고 호소하는 이들이 있을 것이다. 이런 경우에는 집안일이나 업무를 하면서, 혹은 쉬면서도 어떻게 하면 중력을 느낄 수 있을지 궁리해보자.

일본 정형외과학회에서 추천하는 '로코모션 트레이닝 locomotion training'을 참고해보면 어떨까. 일본 정형외과학회에서는 관절, 근육, 뼈 기능이 점차 노화되어 운동기관에 문제가 생긴 상태를 로코모티브 신드롬locomotive syndrome(운동기능 저하 증후군)이라고 이름 붙였다. 로코모션 트레이닝은 로코모티브 신드롬을 예방하기 위한 트레이닝으로, 가장 대표적인 운동법이 바로 '한 다리로 서기'이다. 손으로 잡을 만한 것이 있는 장소에서 한쪽 다리로 서는 동작을 좌우 번갈아 1분씩, 하루에 3번 반복하는 운동이다. 이를 응용하여 일상생활에 도입해보자. 손으로 잡을 것이 있는 곳에서 하면 안전하지만 보통 정도의 체력이라면 잡을 것이 없는 곳에서 해도 괜찮다.

설거지를 하면서, 이를 닦으면서, 혹은 횡단보도에서 신호가 바뀌기를 기다리는 동안, 지하철에서 서 있을 때 등 기회가 닿을 때마다 한쪽 다리로 서 있기만 하면 되지만 중력으로 인한 자극은 의외로 크다. 언제 어디서든 서 있을 때라면 간단하게 실천할 수 있으므로 조금만 신경을 쓰면 근골격계를 상당히 단련할 수 있다. 처음에는 비틀거리던 사람도 얼마 안 가서 한 다리로 버티고 설 수 있게 된다. 그것이 바로 근골격계가 강화되었다는 증거다.

의자에 앉아 있을 때도 근골격계를 단련할 수 있는 방법이 있다. 그저 앉아 있기만 하지 말고 때때로 양쪽 다리를 바닥에서 10센티미터 정도 들어 올리는 것이다. 이 운동은 허벅지의 근육과 복근을 강화하는 데 도움이 된다. 책상에 앉아서 일을 할 때나 지하철에서 자리에 앉아 있을 때 응용할 수 있다.

중력을 느끼는 기회가 줄어드는 환경이지만, 조금만 궁리하면 근골격계를 단련할 수 있다. 조금 불편하더라도 무리하지 않고 실천할 수 있는 범위에서 응용해보기를 권한다.

중력을 느끼는 생활을 위한 실천 리스트

- 가까운 거리는 차를 타지 않고 걷는다.
- 에스컬레이터나 엘리베이터를 이용하기보다 계단을 이용한다.
- 동양의 좌식 생활에 익숙해진다.
- 놀이공원에서 노는 것도 걸을 기회라고 생각한다.
- 만보기를 착용한다.
- 놀이를 하듯이 걸을 궁리를 한다.
- 리모컨 없는 날을 만든다.
- 쓸데없는 일을 기꺼이 한다.
- 한쪽 다리로 선다.
- 의자에 앉았을 때 양쪽 다리를 들어 올린다.

지구 시간에 맞춰 생활한다

원시인 건강법 2

지구 시간을 의식하자는 말은

무리해서 일찍 자고 일찍 일어나라는 뜻이 아니다.

다만 아주 잠깐이라도

지구의 리듬에 동화되는 시간을 마련하면

우리의 몸과 마음이 활기를 되찾을 수 있다는 사실을

기억하기 바란다.

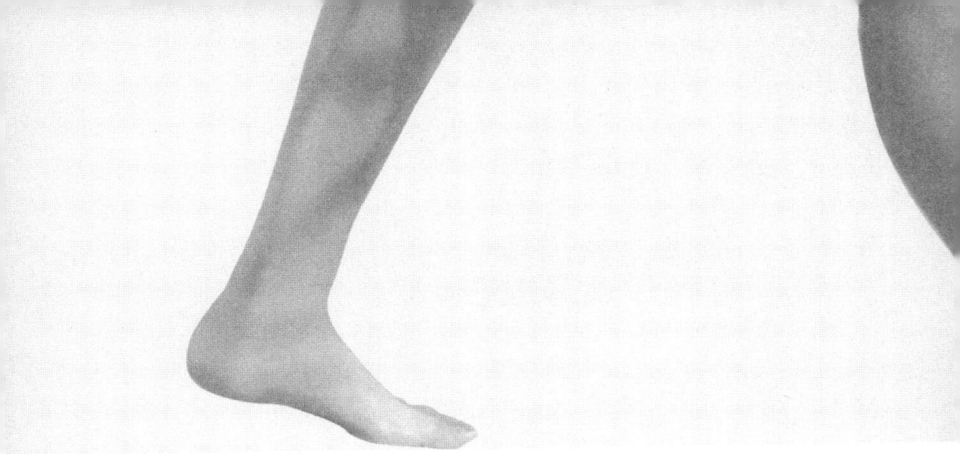

일찍 자고 일찍 일어나면 왜 컨디션이 좋아질까?

1장에서 군의관이었던 시절의 이야기를 했다. 밤낮을 구분하지 못할 정도로 불규칙한 생활을 하다가 아침 햇살과 함께 생활을 시작하면서부터 몸이 180도 바뀌어 건강을 되찾은 경험이었다. 그때, 대학 의학부에서 습득한 방대한 지식 가운데 머릿속 한구석에 있던 자율신경의 존재가 번뜩 떠올랐다. 자율신경은 심장이나 위 같은 장기의 활동, 혈관의 수축과 이완, 땀샘 조절, 호르몬의 분비 등 우리의 의지와는 상관없이 일어나는 다양한 생명 활동을 관장하고 있다. 이 자율신경은 다시 교감신경과 부교감신경으로 나뉘어 각자의 구역에서 일어나는 활동을 조절한다.

해가 뜨면 일어나서 생활하고, 해가 지면 잠자리에 드는 '지구 시간'에 맞춰 생활하면 왜 컨디션이 좋아질까. 그 까닭은 자율신경의 활동이 균형을 찾기 때문이라는 사실을 나는 직접 몸으로 느꼈다.

낮 동안에는 교감신경이 우위를 차지하므로 혈압과 체온이 상승하고 심박수가 증가하며 근육이 긴장하여 땀 분비를 촉진한다. 이렇게 몸이 활동할 수 있는 상태를 만드는 것이다. 한편, 저녁부터 밤 동안에는 부교감신경이 우위가 되어, 혈압과 체온이 하강하고 심박수가 감소하며 근육이 이완되고 대신에 소화기관의 기능이 향상된다. 낮 동안에는 몸을 움직여 사냥을 하고, 밤에는 휴식을 취하는 동시에 영양을 보충하여 다음 날의 사냥을 준비하던 원시시대의 신체 리듬을 우리의 몸이 지금도 기억하고 있는 것이다.

이러한 자율신경의 리듬은 우리의 몸에 있는 '체내시계'의 일환으로 작용한다. 교감신경과 부교감신경은 본래 낮과 밤으로 나뉘어 교대근무를 한다. 근대 문명이 발생하기 이전의 인류는 해가 뜨면 일어나서 해가 지면 잠자리에 드는, 그야말로 교감신경과 부교감신경이 교대로 근무하는 생활을 했다.

그런데 현대인은 부교감신경이 활성화되어야 할 밤에도 교감신경을 혹사시키며 활동을 계속한다. 그런 생활이 계속되면 교감신경은 큰 부담을 받는다. 그러다 보면 자율신경이 본연의 리듬을 잃게 되어 낮 동안에도 부교감신경의 작용이 강해지기도 한다.

낮 동안, 머릿속이 멍하고 몸이 나른해서 축축 처지고 졸음이 쏟아지는 이유는 부교감신경이 활성화되어서일 가능성이 크다. 오전 5시나 6시, 늦어도 7시에는 잠자리에서 일어나고 오후 8시부터 9시 사이에는 휴식을 취할 준비를 하고 10시에는 잠자리에 든다면 자율신경의 리듬이 균형을 되찾을 것이다.

"밤이 되어야 겨우 나만의 시간을 가질 수 있다. 빨리 잘 수 있으면 뭐하러 고생을 사서 하겠는가."

"스트레스를 해소하려면 밤에는 꼭 놀아야 한다."

볼멘소리가 여기까지 들려오는 것 같다. 게다가 교대근무를 하는 이들은 필연적으로 밤낮이 뒤바뀔 수밖에 없다. 다만 여기서 중요한 점은 지구 시간에서 크게 벗어난 채로 생활하면 자율신경에 부담이 간다는 사실을 알고 유념하는 것이다. 자율신경은 성실한 노력파라서 제 몸을 기꺼이 바쳐 우리 몸이 해를 입지 않도록 든든히 뒷받침한다. '이 정도쯤이야.' '아직 건강하니까 괜찮아.'라고 안심할 수 있는 것도 자율신경이 열심히 일하는 덕분이다.

이 사실을 기억해두기만 해도 가능한 범위 내에서 생활리듬을 되돌아볼 수 있게 될 것이다. 매일 지구 시간에 맞춰 생활하기는 어렵더라도 되도록 밤에 휴식을 취하고자 마음먹고 조금씩이라도 지구 시간을 의식하며 생활한다면, 몸은 놀라울 정도로 변한다. 속이 좋지 않다고 금세 위장약을 찾고 머리가 아프다고 바로 진통제를 먹거나 기운이 없다고 에너지 드링크를 마시기 전에, 조금만 빨리 일어나고 빨리 잠자리에 들어보자. 그렇게만 해도 생활리듬이 돌아와 건강을 되찾는 경우가 놀라울 정도로 많다.

지구의 리듬에 동화되는 시간

군의관 시절, 훈련을 받으며 깨달은 '지구 시간과 신체의 관계'를 다시금 일깨워준 계기는 바로 앞서 이야기한 캄보디아에서의 봉사활동이다. 우리가 향한 곳은 캄보디아 중에서도 프놈펜이나 시엠레아프 같은 대도시가 아니라 수도도 가스도 전기도 들어오지 않는 오지였다. 그곳에서는 매일, 말 그대로 해가 뜨면 일어나서 일하고 해가 지면 잠자리에 드는 생활을 했다. 그러는 사이에 확실히 몸이 활력을 되찾기 시작했다. 함께 봉사활동을 하던 동료들도 "왠지 컨디션이 좋다." "몸이 가벼워졌다."라고 입을 모아 말했다.

캄보디아에서는 해가 질 무렵 저녁을 먹고 어른 아이 할 것 없이 9시쯤 잠자리에 든다. 발전기가 있는 집도 있기는 하지만 대부분 전기를 아끼려고 일찍 잠자리에 눕는다. 그런 환경이다 보니 밤에는 정말 캄캄하다. 칠흑 같은 어둠 속에서 하늘을 올려다보면 마치 별이 쏟아져 내릴 것만 같다. 그 아름다움에 나도 모르게 숨을 죽이고 '옛날엔 이런 풍경이 당연한 줄로만 알았는데…….' 하고 탄식했다.

현지인들은 첫닭이 울기도 전에 기상한다. 아직은 컴컴할 시간이라 봉사활동자인 우리는 눈앞을 잘 분간하지 못했다. 하지만 현지인들은 어둠에 눈이 익숙해서 사물을 분간하는 데 아무런 문제가 없다. 아이들은 물론 소와 돼지, 개 들도 이미 잠에서 깬 터라 새벽의 어둠 속에서 모든 것들이 서서히 활기를 띠기 시작한다. 이렇게 생활하는 동안에 몸이 지구의 리듬에 동화되어 점점 활기를 되찾는 것이 피부로 느껴졌다.

자원봉사자들 가운데는 평소 아침을 챙겨 먹지 않는 사람이 있었다. 캄보디아에 도착해서도 처음에는 아침 생각이 없다고 말했다. 요즘은 이런 현대인이 적지 않다. 하지만 사흘째 되는 날, 그가 아침에 배가 고프다고 말하는 통에 다들 웃음을 터뜨렸다.

참고로 나는 평소에 지구 시간을 꽤 의식하고 생활하는 편이다. 아침에는 기본적으로 5시에 일어나서 조깅, 그러니까 '아침 사냥'을 한다. 밤에는 아무래도 해가 지자마자 잘 수는 없지만 집에 돌아가면 완전히 휴식 모드로 바뀌어 늦어도 11시에는

“아주 잠깐이라도
지구의 리듬에 동화되는
시간을 마련하면
우리의 몸과 마음이
활기를 되찾을 수 있다.”

잠자리에 든다. 술자리에 나가도 10시만 되면 꾸벅꾸벅 졸기 일쑤라 주위 사람들이 시계를 보지 않고도 10시가 되었다는 것을 알 지경이다. 다들 내 생활 패턴을 알고 있어서 집에 들어가라고 등을 떠민다. 평소에도 그런 생활을 하고 있었지만 캄보디아에서의 생활로 진정한 지구 시간을 체감할 수 있었다. 물론 이 이야기는 하나의 예일 뿐, 캠핑이나 등산으로도 지구 시간을 체험할 수 있다.

지구 시간을 의식하자는 말은 무리해서 일찍 자고 일찍 일어나라는 뜻이 아니다. 다만 아주 잠깐이라도 지구의 리듬에 동화되는 시간을 마련하면 우리의 몸과 마음이 활기를 되찾을 수 있다는 사실을 기억하기 바란다.

지구 시간을 무시하면 살이 찌기 쉽다

지구 시간을 무시한 생활, 다시 말해 밤샘이나 늦잠, 낮과 밤이 뒤바뀐 생활은 자율신경을 피폐하게 만들고 건강을 해친다. 또한 비만의 원인이 되기도 한다. 아무리 다이어트를 해도 성공하지 못하는 사람, 특히 식이조절이나 운동에 어느 정도 신경을 쓰는데도 좀처럼 살이 빠지지 않는 사람은 자율신경의 불균형으로 인해 살이 찌기 쉽고 빠지기는 어려운 체질이 되어 있을 우려가 있다.

이런 상태를 '모나리자 증후군'이라고 한다. 왜 유명한 그림의 이름이 붙었는지 궁금하겠지만 레오나르도 다빈치의 모나리자와는 아무런 상관이 없다. 이 단어는 1990년 비만 연구의 권위자인 미국의 조지 브레이George Bray 박사가 제창한 것이다. 그는 '비만인 사람의 대부분은 교감신경의 활동이 저하되어 있다Most Obesities kNown Are Low In Sympathetic Activity.'라는 말의 머리글자를 따서 이 현상을 '모나리자MONALISA 증후군'이라고 이름 붙였다.

앞서 교감신경은 낮에 활동할 때, 부교감신경은 밤에 휴식을 취할 때 각각 작용한다고 이야기했다. 교감신경은 신진대사를 활발하게 하고 지방의 분해와 연소를 촉진한다. 자율신경의 균형이 무너져서 낮에 활동할 때 교감신경이 제대로 작용하지 않으면 당연히 지방이 제대로 분해, 연소되지 않고 불필요한 지방이 쌓인다. 만약 식사량을 줄이고 운동을 해도 살이 빠지지 않아서 고민하고 있다면 모나리자 증후군을 의심해볼 만하다. 아마도 비만 인구 가운데는 모나리자 증후군인 이들이 꽤 많은 비율을 차지하고 있을 것이다. 실제로 지구 시간을 의식하고 자율신경의 균형을 되찾으면 지금까지 아무리 노력해도 살이 빠지지 않던 사람이 허무할 정도로 쉽게 살을 빼는 경우가 종종 있다.

현대 문명사회에서 비만을 일으키는 원인은 과식뿐만이 아니다. 지구 시간을 무시한 생활도 비만의 원인이 된다. 다이어트에는 다음 세 가지가 필요하다는 사실을 기억해두자.

1. 식이 조절

2. 운동

3. 자율신경의 균형

모나리자 증후군이 의심되는 사람은 지구 시간을 의식하고 생활리듬을 바로 세우는 것부터 시작해보자.

모나리자 증후군 때문에 아무리 노력해도 살이 빠지지 않던 한 여성이 지구 시간을 의식하고 생활하면서 자율신경의 균형을 되찾고 다이어트에 성공한 사례를 소개하려고 한다. 이 여성은 잡지사에서 일하는 편집자 B씨(43세)다.

B씨는 닭가슴살 등을 활용한 저칼로리 식단과 함께 강도 높은 운동을 병행하고 있었지만 좀처럼 살이 빠지지 않아서 고민 끝에 클리닉을 찾았다. 갱년기라고 하기에는 이른 연령임에도 나른함, 조급증, 냉증, 현기증 같은 갱년기장애와 비슷한 증상을 호소했다. 이야기를 들어보니 식이 조절이나 운동은 더할 나위 없이 열심히 하고 있었다. 다만 교감신경과 부교감신경이 제대로 균형을 이루지 못하고 있을 뿐이었다. 야근을 하고 그 여파로 다음 날 늦잠을 자고 점심때가 지나서 출근하는 일을 밥 먹듯 하는, 언론업계 종사자에게 흔한 생활 패턴을 갖고 있었다. 이 생활을 지구 시간에 맞는 생활로 바꾸기 위해 그녀에게 몇 가지 조언을 했다.

'낮과 밤이 뒤바뀐 생활은 가능한 범위 내에서 개선할 것.'

'되도록 아침 일찍 일어나서 늦어도 오후 10시에는 퇴근할 것. 잔업에 허덕이지 않도록 일을 미리 해두거나 다음 날 아침으로 넘기고 밤에는 잠을 잘 것.'

'아침에 일어나면 우선 햇빛을 쬘 것.'

이처럼 지극히 기본적인 것들이었다. 그리고 아침에는 냉온 샤워를 하고 밤에는 따뜻한 물에 아로마 오일을 몇 방울 떨어뜨린 뒤, 반신욕을 하도록 했다.

냉온 샤워란 43~44℃ 정도의 뜨거운 물로 10초, 20℃ 정도의 차가운 물로 10초 동안 하는 샤워를 대여섯 번 정도 반복하는 것이다. 냉온 샤워를 하면 아침에 개운하게 눈이 떠지고 부교감신경에서 교감신경으로 전환이 원활해져 곧장 활동 모드로 돌입할 수 있게 된다.

한편, 밤에 아로마 반신욕을 할 때는 욕조에 39~40℃ 정도의 따뜻한 물을 명치 아래까지 잠길 정도로 받고, 라벤더나 카모마일처럼 진정 효과가 있는 아로마 오일을 몇 방울 떨어뜨린 뒤, 하반신만 담그면 된다. 상반신이 식지 않도록 어깨에 수건을 두르고 20분 정도 입욕한다. 반신욕은 전신욕보다 몸과 마음을 서서히 풀어주기 때문에 부교감신경을 우위로 만드는 효과를 얻을 수 있다.

“식단을 조절하고
운동에 신경을 쓰기 전에
우선 자율신경을
바로잡는 것이
살을 빼는 데
더 효과적이다.”

위와 같은 방법을 실천하자 그때까지는 어떤 다이어트로도 줄어들지 않았던 B씨의 몸무게가 서서히 줄기 시작했다. 세 달 뒤, 몸무게가 59.8킬로그램에서(키는 161센티미터) 4.4킬로그램 줄어, 55.4킬로그램이 되었다. 체지방률은 32.5퍼센트에서 27.9퍼센트로 감소했다. 그와 동시에 B씨를 괴롭히던 조급증, 냉증, 현기증 같은 증상들도 깨끗이 사라졌다.

현대사회에는 B씨처럼 자율신경의 균형이 무너지고 모나리자 증후군에 빠져 어떤 방법을 써도 좀처럼 살이 빠지지 않고 컨디션이 개선되지 않는 이들이 넘쳐난다. 식단을 조절하고 운동에 신경을 쓰기 전에 우선 자율신경을 바로잡는 것이 살을 빼는 데 더 효과적이다. 또 그렇게 하면 다이어트를 하면서도 건강을 해치지 않고 더 건강하게 살을 뺄 수 있다.

아침에는 해를 쬐고 밤에는 어둠을 취하라

'해가 뜨면 일어나고 해가 지면 휴식을 취한다.' 그럴 수만 있다면 이상적이겠지만 주변 여건상 좀처럼 실천하기 어려운 이들이 많을 것이다. 그렇지만 지구 시간을 의식하기 위한 방법은 다양하다. 무리하지 않고 실천할 수 있을 정도만이라도 시도해보자.

우선, 지구 시간에 맞춰 생활하려면 '환경'이 중요하다. 밤늦게까지 불을 밝게 켜고 생활하면 수면 호르몬이라고 불리는 멜라토닌melatonin의 분비가 악화된다. 멜라토닌은 체내시계를 작동시켜 몸을 수면 상태로 이끄는 역할을 한다. 멜라토닌의 분비가 저하되면 잠이 잘 오지 않거나 깊이 잠들지 못한다. 특히 백색 형광등, 컴퓨터, 스마트폰, 텔레비전 등에서 나오는 파란색 계열의 빛인 블루라이트blue light는 멜라토닌의 분비를 강하게 억제한다. 취침하기 한 시간 전부터는 컴퓨터나 스마트폰, 텔레비전 화면을 보지 않는 것이 좋다. 책을 꼭 읽어야 한다면 백열등처럼 황색을 띠는 조명을 추천한다. 같은 빛이라도 형광등보다 황색 조명이 멜라토닌 분비를 덜 억제한다.

잠을 잘 때는 실내를 완전히 어둡게 해야 한다. 어중간하게 밝은 곳에서 자는 것도 멜라토닌의 분비를 억제하기 때문이다. 끌 수 없는 빛이 있다면 어두운 천을 덮어 차단하면 된다. 이렇게 실내를 완전히 어둡게 하면 멜라토닌이 충분히 분비되어 잠이 잘 오고 숙면을 취할 수 있다. 잠을 푹 자면 불필요한 지방을 분해하고 뼈를 튼튼하게 하는 성장호르몬의 분비가 활발해지며 스트레스 저항성을 높이는 부신피질호르몬, 여성호르몬과 남성호르몬 등의 분비 불균형을 개선할 수 있다.

귀찮고 불편하더라도 아침에 일어나면 커튼을 열고 가능한 한 실내를 밝게 하자. 아침 햇살을 쬐면 멜라토닌의 분비가 멈춰서 상쾌하게 잠을 깰 수 있다. 흐리거나 비가 오는 날이라도 창문을 활짝 열고 실내에 빛을 들이는 것이 좋다. 몸을 깨우는 데는 2,500룩스 이상의 빛이 필요한데, 비가 오는 날에도 창문 주변에는 5,000룩스 정도의 빛이 있다. 더 나아가 아침에 산책이나 조깅을 하면 더욱 이상적이다.

아침과 낮에 햇빛을 쬐면 멜라토닌의 분비가 중단되고 반대로 뇌내물질인 세로토닌serotonin의 분비량이 증가한다. 세로토닌은 몸과 마음의 균형을 조절하여 기분을 안정시키거나 스트레스를 견디고 우울함에 빠지지 않도록 돕는 물질이다. 세로토닌은 멜라토닌의 원료이기도 하다. 낮 동안 밖에서 활동적으로 생활하면 이 원료가 증가하여 밤에 멜라토닌 분비도 증가하는 선순환이 생겨난다. 그 결과 생체 리듬이 개선되고 낮과 밤이 균형을 이룬 생활을 할 수 있으며 컨디션도 개선된다.

만약 낮과 밤이 뒤바뀌는 교대 근무를 하는 사람이라면 잘 때는 시간대에 관계없이 되도록 어둡게 하고 자야 한다. 일어났을 때는 실내등 같은 인공조명이라도 괜찮으니 빛을 쬐도록 하자.

시계 유전자는 모든 장기에 갖춰져 있다

지금까지 생체 리듬에 대해 부분적으로 설명했다. 지금부터는 전체적인 이야기를 하려고 한다.

우리 몸의 전반적인 기능은 일주기 리듬circadian rhythm이라고 불리는 주기에 맞춰 변화한다. 일주기란 대략 하루를 의미한다. 라틴어로 'circa'는 '대략'을, 'dian'은 '하루'를 뜻한다. 이 이름처럼 체내시계의 주기는 '대략 하루'이며 약 25시간이라고 여겨진다. 왜 24시간이 아닌지 궁금할 텐데, 그것은 다양한 상황에 대비할 수 있도록 24시간에 더해 여분을 마련하기 때문이라고 추측된다. 따라서 약 25시간 주기인 체내시계는 주기를 거듭할수록 조금씩 뒤로 밀려나야 한다. 하지만 아침에 빛을 쬐면 이 시계가 다시 맞춰져 리듬이 흐트러지지 않는다.

큰 생체 리듬을 만드는 '중추시계'는 뇌에 자리 잡고 있다. 눈 뒤쪽에 위치한 시신경 교차 상핵이라는 곳이다. 이름이 조금 생소하지만 시신경이 교차하는 곳에 있어서 붙은 이름이다. 생체 리듬을 조절하는 빛은 특히 눈에 들어가는 것이 중요한데, 중추시계가 눈 뒤쪽의 시신경 교차 상핵에 있기 때문이다. 따라서 아침에 빛을 쬘 때 빛을 눈의 망막으로 받아들이는 것이 중요하다. 물론 태양을 맨눈으로 보는 것은 위험하다. 창문을 열고 실내에 빛을 들이거나 밖으로 나가 걷기만 해도 망막을 자극하는 데는 충분하다. 더욱이 최근에는 눈뿐만 아니라 피부도 빛을 감지한다는 가정하에 연구가 이루어지고 있다.

이전에는 뇌에 있는 중추시계가 생체 리듬 조절을 도맡고 있다고 생각했다. 하지만 최근 심장, 위, 간, 폐, 신장 등 장기에도 각각 말초시계가 있다는 사실이 알려졌다. 각각의 세포에는 '시계 유전자'라고 불리는 유전자가 있는데, 이들은 필요에 따라 활성화되어 말초시계의 리듬을 만들어낸다. 시계 유전자에는 많은 종류가 있어 차례로 연구가 진행되고 있다.

뇌에 있는 중추시계를 맞추는 데는 빛이 관여한다. 각 장기에 있는 말초시계를 맞추는 것은 식사와 관련이 있다는 사실도 알려져 있다. 말초시계는 조금씩 밀려나면서도 24시간을 전후한 리듬으로 활동하고 있으므로 중추시계의 지배를 받고 있다고 여겨진다. 각 장기의 생체 리듬은 중추시계에서 직접 지배를 받는 동시에 자율신경과 호르몬계를 통해서도 조절된다.

자율신경은 중추시계에서 출력 장치로서도 중요한 역할을 하고 있는 것이다. 불규칙한 생활로 자율신경을 혹사시키면 그것이 온몸에 얼마나 큰 영향을 미치는지 기억해두자.

아침에 배가 고픈가로 건강 상태를 알 수 있다

지구 시간에 맞춰 생활할 때, 햇빛만큼이나 중요한 것이 바로 아침식사다. 앞에서 캄보디아에서 생활한 지 얼마 안 되어 평소 먹지 않던 아침식사를 먹고 싶어 하게 되었다는 동료의 이야기를 했다. 지구의 리듬에 동화되어 생활하면 아침에는 자연히 배가 고파지는 법이다.

'아침을 먹느냐 먹지 않느냐'는 물론 '아침에 배가 고픈가 고프지 않은가' 하는 것이 문제다. 영어로 아침식사를 의미하는 'breakfast'는 'fasting(단식)'을 'break(중단)'한다는 의미이므로 아침에 자연스럽게 배고픔을 느낄 수 있도록 생활하는 것이 중요하다.

전날 오후 7시나 8시쯤 식사를 마치고 그 이후로는 아무것도 먹지 않으면 자연히 다음 날 아침에 배가 고프기 마련이

“지구 시간에 맞춰
생활하기 위해
체내시계를 리셋하려면
‘빛’과 ‘식사’가
모두 필요한 것이다.”

다. 내가 캄보디아에서 체험했던 생활과 마찬가지인데, 그것이 본래 자연스럽고 건강한 상태인 것이다. 참고로 건강법 가운데 아침을 거르는 방법도 있지만 나는 적은 양이라도, 혹은 요구르트나 채소주스라도 괜찮으니 아침은 일정한 시간에 먹는 것이 좋다고 생각한다.

앞서도 말했듯, 아침식사는 체내시계를 리셋한다는 의미에서도 중요하다. 만약 아침에 빛을 쬐어 중추시계를 리셋하더라도 규칙적으로 식사를 해서 위에 음식을 지속적으로 보내지 않으면 체내시계는 리셋되기 어렵다는 연구 결과가 있다. 이런 연구를 통해 뇌의 중추시계를 리셋하는 데는 빛이 중요하다는 사실이 밝혀진 것과 마찬가지로, 장기에 있는 말초시계를 리셋하려면 아침에 음식을 섭취하는 것이 중요하다는 것도 밝혀졌다. 지구 시간에 맞춰 생활하기 위해 체내시계를 리셋하려면 '빛'과 '식사'가 모두 필요한 것이다.

따라서 아침식사는 되도록 양질의 단백질을 포함한 식단으로, 아침 햇살을 쬔 뒤 한두 시간 이내에 하는 것이 효과적이다(구체적인 식재료나 식단 등 도시 속 원시인 생활을 위한 식사법은 5장에서 자세히 소개하겠다). 또, 아침식사를 섭취하지 않는 식사 패턴을 가진 이들은 혈당치가 요동치기 쉽다는 사실 또한 알려져 있다.

식사 후에는 혈당치가 증가한다. 반대로 아침식사를 거르면 혈당치가 증가하지 않으니, 당뇨병이나 그 위험군에 속하는 사람은 아침을 거르는 편이 낫다고 생각할지도 모른다. 하지만 아침을 거르면 그만큼 점심식사 후와 저녁식사 후의 혈당치가 상승하여 최고치가 높아진다. 결과적으로 전체적인 혈당치의 증감 폭은 훨씬 커지는 것이다. 평균 혈당치도 중요하지만 최고치를 낮추는 것이 그보다 더 중요하다. 아침식사를 거르는 것은 당뇨병과 그 위험군에 속하는 사람들에게는 더욱 큰 문제라고 할 수 있다.

이렇게 다양한 관점에서 생각해봐도 역시 아침식사를 하는 것이 바람직하다. 아침에 일어나면 건강하게 식욕이 일도록 생활리듬을 유지해서 매일 아침 맛있는 식사로 하루를 시작하길 바란다.

아침식사에 따른 혈당치 변화추이

• **아침을 먹은 경우**

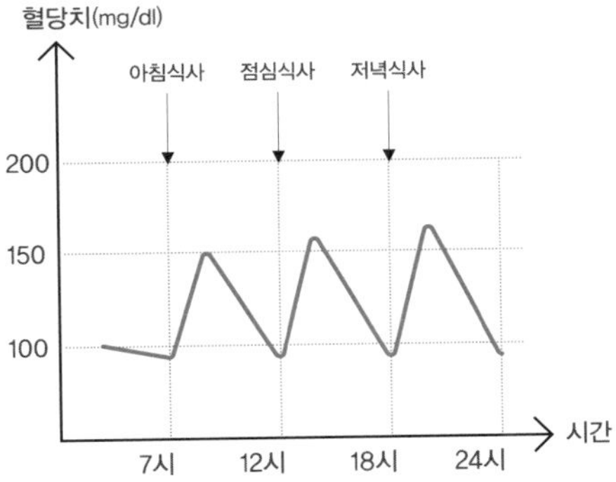

• **아침을 먹지 않은 경우**

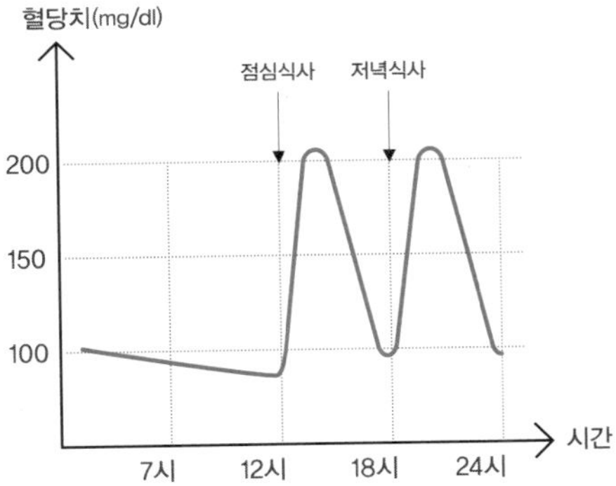

비만 유전자를 잡으려면

생체 리듬을 지구 시간에 맞추기 위해 아침식사를 맛있게 먹으려면 '저녁식사'를 할 때도 관심을 기울여야 한다. 저녁식사는 적어도 잠들기 세 시간 전에는 마쳐야 한다. 여기에는 다양한 이유가 있다.

소화와 흡수는 부교감신경의 영역이라고 언급했다. 조금 더 자세히 말하면 식사를 시작하고 얼마 동안은 교감신경이 활발히 작용한다. 그 후에는 부교감신경의 작용이 활발해지고 소화와 흡수가 촉진되는 동시에 몸이 휴식 모드로 전환된다.

그래서 식사를 하고 바로 잠자리에 들 경우, 교감신경의 작용이 활발한 상태이므로 잠이 잘 오지 않거나 잠이 얕게 들어서 수면의 질이 악화된다. 지방의 분해를 촉진하고 신진대사에 관여하는 성장호르몬은 숙면을 취할 때 활발히 분비되므로 수면의 질이 나빠질수록 분비량이 적어진다.

또 한 가지, 시계 유전자와의 관계에서 볼 때도 저녁식사는 중요하다. 우리의 몸에는 시계 유전자가 있어 각 기관에서 '말초시계'의 리듬을 만들어낸다고 이야기했다. 시계 유전자 중에서도 특히 '비말원BMAL-1'에 대한 연구가 활발히 진행되고 있다.

비말원은 체내에 지방을 만들어 비축하는 산소는 증가시키는 한편, 지방을 연소시켜 에너지를 만드는 산소는 감소시키는 작용을 한다. 즉, 지방을 축적시켜서 비만을 촉진하는 것이다. 때문에 비말원은 '비만 유전자'라고도 불린다. 이 비말원은 하루 동안에도 시간대에 따라 증감 폭이 크게 요동친다. 가장 증가하는 시간대는 새벽 2시, 가장 감소하는 것이 낮 2시로 이 시간대를 정점으로 증감을 되풀이한다. 밤 10시부터 새벽까지는 비말원이 많이 나타나는 시간대다. 따라서 이 시간대에 늦은 저녁을 먹거나 야식을 먹으면 비말원이 활발히 작용하여 군살이 찌기는 쉽고 빠지기는 어려운 몸이 된다. 이처럼 우리의 몸은 유전자학적인 측면에서 보더라도 낮에는 활동하고 밤에는 잠을 자는 지구 시간에 맞춰져 있다.

업무의 특성상 어쩔 수 없이 저녁을 늦게 먹게 되는 사람은 두부, 지방이 적은 흰 살 생선이나 나물처럼 되도록 소화가 잘 되는 음식을 고르자.

지금까지 말했듯, 저녁식사를 일찍 할수록 살이 잘 찌지 않을 뿐만 아니라 다음 날 아침에는 위장이 개운해져서 건전한 식욕이 인다. 이렇게 지구 시간에 적합한 선순환이 생기는 것이다. 매일 실천하기는 불편하다고 느낄지 모르지만 휴일처럼 가능한 날만이라도 지구 시간을 의식하고 식사와 생활에 주의를 기울이는 것이 좋다.

"저녁식사를 일찍 할수록
살이 잘 찌지 않을 뿐만
아니라 다음 날 아침에는
위장이 개운해져서
건전한 식욕이 인다.
이렇게 지구 시간에 적합한
선순환이 생기는 것이다."

15분 낮잠 자기

생체 리듬을 조정하는 간단한 방법이 또 한 가지 있다. 그것은 바로 점심식사 후의 '낮잠'이다. 낮잠을 자라고 하면 "바빠서 그럴 시간이 없다." "회사에서 어떻게 낮잠을 자는가."라고 말하는 사람들이 많을지도 모른다. 하지만 오래 자는 것이 아니라 15분이면 된다. 게다가 눕지 않고 의자에 앉은 자세로 자도 된다.

인체에는 대략 하루 주기의 일주기 리듬이 있다고 이야기했는데, 사실 하루의 약 절반 주기인 '반일주기 리듬circasemidian rhythm'도 갖춰져 있다. 점심식사를 하고 나면 졸음이 밀려오는 이유는 이 시간이 반일주기 리듬에서 휴식 시간에 해당하기 때문이다. 식사 후에는 소화 기능이 우선되기 때문에 부교감신경이 우위가 되어 더욱 졸음이 쏟아진다. 이때 15분 정도 낮잠을 자면 뇌의 피로가 해소되고 오후에 졸음이 덜해서 업무나 집안일의 효율이 굉장히 높아진다. 반일주기 리듬을 잘 이용해서 이 졸음을 거스르지 않고 일주기 리듬 또한 무너뜨리지 않는 절묘한 방법이 '의자에 앉아서 15분 낮잠 자기'다.

장점은 또 있다. 낮잠을 15분이라도 자두면 밤에 수면의 질이 향상된다는 사실은 잘 알려져 있다. 또, 낮잠을 자는 습관은 알츠하이머 예방에도 도움이 된다.

쓰쿠바대학의 아사다 다카시朝田隆 교수의 연구에 의하면 매일 30분 정도 낮잠을 자는 사람의 알츠하이머 발병 확률은 그러지 않는 사람과 비교했을 때의 5분의 1 수준이라고 한다. 조사 대상은 알츠하이머형 치매 진단을 받은 환자 401명(평균연령 72.6세)과 그 배우자 등 치매 증상이 없는 315명(평균연령 66.5세)이다.

다만, 낮잠을 한 시간 이상 자는 사람은 오히려 알츠하이머 발병 위험이 증가한다는 연구 결과도 있다. 역시 낮잠은 짧게 자는 편이 좋은 모양이다. 낮잠을 잘 때는 비행기를 타면 흔히 볼 수 있는 목베개를 사용하거나 책상에 쿠션을 두고 엎드린 자세로 자면 된다. 소음이 심한 장소에서는 귀마개를 꽂거나 이어폰으로 편안한 음악을 듣는 것도 좋다. 대신 너무 오래 자지 않도록 시계나 휴대전화로 알람을 맞춰두자. 자기 전에

커피를 한 잔 마셔두면 잠에서 깰 무렵 카페인의 각성작용이 나타나서 쉽게 눈이 떠진다. 홍차나 녹차, 우롱차 등에도 카페인이 함유되어 있기 때문에 같은 효과를 기대할 수 있다.

하루 단위의 지구 시간뿐만 아니라 한나절 단위의 생체 리듬에도 관심을 기울인다면 이상적인 도시 속 원시인 생활에 더욱 가까워질 수 있을 것이다.

지구 시간에 맞춰 살아가는 생활을 위한 실천 리스트

- 오전 5~6시, 늦어도 7시에 기상한다.
- 아침에 잠에서 깨면 창문을 열고 아침 햇빛을 쬔다.
- 일어나서 한두 시간 이내에 아침을 먹는다.
- 낮 동안에는 활동적으로 생활한다.
- 15분 동안 낮잠을 잔다.
- 늦어도 잠들기 3시간 전까지 저녁식사를 마친다.
- 오후 8~9시 이후로는 휴식을 취한다.
- 잠들기 한 시간 전부터는 컴퓨터나 휴대전화, 텔레비전을 보지 않는다.
- 오후 10~11시에는 잠자리에 든다.
- 잠을 잘 때는 방을 캄캄하게 한다.

온몸의 감각을 되살린다

원시인 건강법 3

오감을 통해서 인체에 전달된 자극은

뇌를 활성화시키고 자율신경의 활동을 향상시키며

호르몬의 균형과 대사를 바로 세우는 등 폭넓은 작용을 한다.

이 자극이 부족해지면 건강에 적신호가 켜지고

컨디션이 악화되거나 쉽게 질병에 걸리게 된다.

우리는 외부의 적에게 위협을 받지 않게 된 대신,

신체 내부에서 발생하는 또 다른 위험에 노출된 것이다.

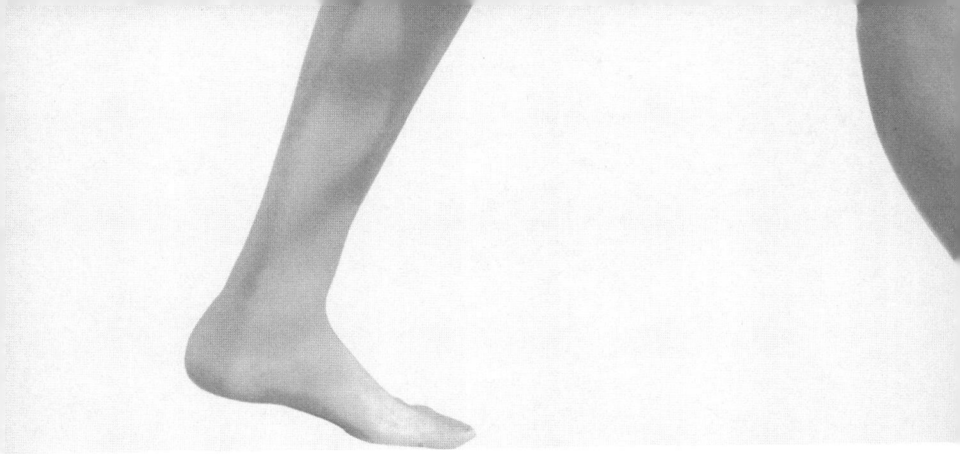

불편함이 오감을 살린다

현대 문명사회의 큰 특징 중 하나는 '오감을 완전히 발휘하지 않아도 사는 데 지장이 없다'는 점이다. 수렵 채집 생활을 하던 시절의 인류는 현대의 생활에서는 상상할 수 없는 각종 위험에 노출되어 있었다. 큰 육식동물뿐만 아니라 몸집은 작지만 사나운 짐승들과 맞닥뜨리거나 갑작스러운 기후 변화, 가차 없는 악천후의 공격, 해충, 독극물 등으로부터 자신을 지킬 수 있는 지혜가 필요했다.

대표적인 원시인인 호모에렉투스의 시대, 그러니까 지금으로부터 대략 70만~150만 년 전부터 인류는 불을 사용하기 시작했다. 불은 사나운 동물로부터 몸을 지키는 강력한 무기가 되었다. 하지만 불이 있더라도 예민한 오감 없이는 자신의 몸을 지킬 수 없었을 것이다. 앞이 잘 보이는 낮에 적을 찾아내는 시각은 물론, 동물의 울음소리를 파악하는 청각, 냄새를 잡아내는 후각은 적을 감지하는 데 꼭 필요한 감각이었다.

또, 몸과 뇌가 커짐에 따라 먹을 것을 선택할 수 있는 범위가 넓어졌다. 독이 들었는지, 상하지 않았는지, 안전하게 먹을 수 있는 것인지 가려내기 위해서도 미각을 포함한 오감이 총동원되었을 것이다. 변덕스러운 기후의 변화를 재빨리 알아차리려면 시각, 청각, 후각이 반드시 예민해야만 했다.

하지만 이윽고 인류가 정착 생활을 선택하고 문명이 발생하면서 위와 같은 위험은 더 이상 일상적인 것이 아니게 되었다. 인류는 늘 안전과 편안함이 보장된 훌륭한 환경에서 살게 된 것이다. 그 대신 우리의 오감은 과거의 인류와는 비교할 수 없을 정도로 둔해졌다. 걷는 것도 그렇지만, 사람의 몸은 제 기능을 적절히 사용해야 건강을 유지할 수 있도록 만들어져 있다. 오감을 완전히 발휘하지 못하면 감각은 점점 둔해지고 그 결과 감각을 더욱 사용하지 않게 되는 악순환에 빠진다.

오감을 통해서 인체에 전달된 자극은 뇌를 활성화시키고 자율신경의 활동을 향상시키며 호르몬의 균형과 대사를 바로 세우는 등 폭넓은 작용을 한다. 이 자극이 부족해지면 건강에 적신호가 켜지고 컨디션이 악화되거나 쉽게 질병에 걸리게 된다. 우리는 위험이 없는 안전하고 편안한 환경에서 살게 된 덕

"우리는
위험이 없는 안전하고
편안한 환경에서
살게 된 덕분에
외부의 적에게 위협을
받지 않게 된 대신,
신체 내부에서 발생하는
또 다른 위험에
노출되었다."

분에 외부의 적에게 위협을 받지 않게 된 대신, 신체 내부에서 발생하는 또 다른 위험에 노출된 것이다.

날씨를 느끼지 않을 때 벌어지는 일들

'체온조절 능력'은 인간의 중요한 본능 가운데 하나다. 우리의 몸은 추울 때는 손발의 혈관을 수축시켜 장기가 있는 체간부體幹部(몸통)에 혈액을 집중시키는 동시에 닭살을 돋게 하고 몸을 떨어서 열을 발생시킨다. 한편, 더울 때는 손발의 혈관을 확장시켜 방열放熱을 촉진하는 동시에 전신에 땀을 내고 증발시켜서 열을 발산한다. 우리 몸에는 이렇게 체온을 조절하는 구조가 잘 갖춰져 있는데, 요즘처럼 에어컨이나 히터를 사용하다 보면 더운 여름에도 추운 겨울에도 실내 온도가 쾌적하게 유지되므로 체온조절 능력이 점점 둔해진다.

이럴 때도 인체의 적응력은 놀라울 만큼 재빠르다. 겨울에 난방이 잘된 공간에 계속 있으면 몸은 발열發熱 능력이 그다지 필요하지 않다고 여기고 추위를 잘 견디지 못하는 체질로 바뀐다. 여름에 냉방을 계속 쐬면 발한發汗 능력이 별로 쓸모가 없다고 판단해서 발한 능력이 쇠퇴한다. 체온조절 능력을 일깨우려면 더운 여름에는 땀을 흘리고 추운 겨울에는 닭살이 돋게 내버려두어야 한다. 그렇게 평소에 체온조절 능력을 사용하면 할수록 여차할 때 신속히 반응할 수 있고 결과적으로 능력이 더욱 향상된다.

그렇지만 사무실에서는 물론이고 가정에서도 가족들이 있으면 에어컨을 마음대로 끄기가 쉽지 않다. 게다가 요즘에는 여름에 무더위가 기승을 부리니 에어컨을 켜두지 않으면 일사병에 걸릴 위험도 있다. 그러니 무턱대고 에어컨을 끄자고 하지는 않겠다. 다만, 하루에 적어도 한 번은 그날의 바깥 기온을 체감해보았으면 한다.

추운 겨울날 이불 안에서 리모컨으로 난방을 켜고, 방에 온기가 돌고 난 뒤에야 이불 밖으로 나온다면 그날의 바깥 기온을 체감하지 못한 채 하루를 시작하게 된다. 출퇴근이나 외출을 할 때 옷을 겹겹이 껴입고 난방이 잘된 지하철이나 차를 타고 따뜻한 사무실이나 백화점에 있다 보면 바깥 기온을 체감할 기회가 거의 없다. 이래서는 체온조절 능력이 쇠퇴할 따름이다. 잠에서 깨면 춥더라도 창문을 열고 바깥 공기를 들이마셔 보라. 그것만으로도 체온조절 능력이 단련된다. 바깥 산책까지 곁들이면 금상첨화다.

여름에도 마찬가지다. 하루 종일 에어컨 바람이 잘 드는 실내에만 있지 말고 한 번쯤은 바깥의 더위를 체감하자. 무더운 날에는 아침이나 저녁이라도 괜찮다. 봄에는 봄 특유의 포근한 따뜻함을, 가을에는 겨울이 다가올수록 매일 선선해져 가는 날씨를 부디 체감해보길 바란다. 비록 짧은 시간 동안이라도 하루에 적어도 한 번은 바깥 기온을 체감하는 사람과 그러지 않고 늘 에어컨에 의지하는 사람, 이들의 체온조절 능력에 점점 차이가 나게 될 것은 불 보듯 뻔한 일이다.

일본 환경성에서도 근본적인 일사병 대책으로 '더운 시기가 오기 전부터 미리 땀을 흘려두자.'고 권장하고 있다. 계절에 상관없이 되도록 걷는 시간을 갖고 땀을 흘리는 습관을 들이면 일사병 예방에도 도움이 된다. 체온조절 능력이 발달하지 않은 영유아나 능력이 저하된 노인들의 경우는 예외로 두고, 어느 정도 체력이 있는 사람이라면 에어컨이나 히터에 의지하지 말고 스스로 체온조절 능력을 기를 수 있는 기회를 부디 놓치지 말길 바란다.

취미 생활로 오감을 깨워라

현대 문명사회에서 둔해져 가는 본능과 감각을 되살리는 더 쉬운 방법은 없을까. 간단한 방법이 있다. 진심으로 좋아하는 것을 마음껏 즐기면 된다. 사람은 정말 좋아하는 것을 즐길 때, 누가 시키지 않아도 온몸의 감각을 발휘하는 법이다.

나는 와인을 좋아한다. 그 취미가 깊어져 공부로 이어졌고, 지금은 와인스쿨에서 강사로 활동하고 있다. 와인을 마실 때는 오감이 모두 발휘된다. 우선, 병을 따는 순간부터 향을 느끼고 즐기는 동시에 와인을 감정한다. 이를 '향을 음미한다'고 한다. 포도를 원료로 하는 와인은 숙성이 진행되면 다양한 향을 지니게 된다. 어떤 과일, 흙, 나무, 향신료의 향기가 나는지 느껴보고 스파클링 와인이라면 기포가 터지는 소리를 귀로 들어본다. 잔에 따를 때는 색과 농도, 유리잔을 타고 흐르는 느낌부터 점도와 알코올 도수, 글리세린의 양 등을 판단한다. 입에 머금고 끈적이는 느낌이나 껄끄거리는 느낌을 혀와 입으로 맛본다. 단맛, 신맛, 떫은맛, 알코올 도수 등이 어떻게 조화를 이루고 있는지를 맛보는 것이다. 이 모든 과정을 신경을 집중시켜 와인을 느끼면 당연히 오감이 단련된다. 여기서 중요한 점은 그런 활동을 의무로 하는 훈련이라고 생각하지 않고 좋아서 기꺼이 해야 한다는 것이다. 마음 깊은 곳에서부터 설렘을 느끼며 오감을 단련할 수 있다.

물론 와인은 하나의 예일 뿐, 무엇이든 좋으니 좋아하는 것으로 오감을 단련하면 된다. 예를 들어, 요리(만들기/플레이팅/맛보기), 음악(듣기/연주하기/노래하기), 그림(그리기/감상하기), 시(읽기/쓰기)나 그 외에도 아로마세러피, 바둑과 장기 등 종류는 무궁무진하다. 여기서는 실내에서 할 수 있는 것들을 예로 들었는데, 이 장 후반부에 소개할 다양한 야외 활동도 모두 오감을 단련하는 방법이다. 손쉽게 할 수 있는 것을 찾는다면 요리를 추천한다. 식재료를 고르는 것부터 시작해서 밑작업, 조리, 플레이팅, 마지막으로 시식까지, 그야말로 오감을 모두 발휘하기 때문이다.

일본은 남녀 모두 장수한다고 알려져 있지만, 아무래도 남성은 여성의 평균수명을 따라잡지 못한다. 여기에는 여러 가

"진심으로 좋아하는 것을
마음껏 즐기면 된다.
사람은 정말 좋아하는
것을 즐길 때,
누가 시키지 않아도
온몸의 감각을
발휘하는 법이다."

지 생물학적인 이유가 있겠지만 또 다른 원인은, 여성이 요리를 할 기회가 많기 때문이 아닐까 싶다. 참고로 나는 40대 중반부터 여러 가지 취미 생활을 시작했다. 작사, 서도書道, 꽃꽂이 등이다. 쉰 살부터는 해마다 새로운 것을 시작하기로 결심하고 마라톤을 완주했고 같은 해 와인 전문가 자격증을 취득했다. 또, 와인 모임에서 등산이 취미인 이들을 만나 후지산 등산도 시작했다. 그 외에도 트라이애슬론 대회에 나가거나 옛날에 하던 밴드 활동을 해보려고 동료 의사들과 계획하고 있다. 기회가 닿는다면 무엇이든 도전하고 싶다. 이런 마음가짐이 아니면 원시시대에 오감을 자극하던 수준에 미치지 못하기 때문이다.

중년에 접어들면 기회가 있어도 바빠서, 피곤해서 취미를 갖기가 어렵다. 하지만 거기서 한 걸음만 내디디면 피곤하기는 커녕 기운이 샘솟는 자신을 발견하게 될 것이다. 딱히 취미가 없는 사람일수록 기회는 열려 있다. 오감을 단련하는 데는 중년의 늦깎이 공부만큼 효과적인 것이 없다. 중년에 접어든 이후, 익숙하지 않은 것을 시작할수록 뇌에는 훌륭한 자극이 되고 유용한 훈련이 되기 때문이다. 아무리 사소한 것이라도 좋으니 매년 새로운 취미를 하나쯤 시작해보면 어떨까.

계절과 자연을 느끼며 감각을 자극하다

오감을 사용하는 대상은 앞서 말했듯 어떤 것이든 좋다. 하지만 그 취미가 컴퓨터로 영상을 보거나 게임을 하는 등 인공적인 것에 치우쳐 있다면 조금 생각해봐야 할 일이다. 인공적인 자극은 소리든 빛이든 자연적인 것에 비하면 주파수가 한정되어 있고 자연물 특유의 리듬이 없다. 나무나 풀과 꽃의 모양, 바람과 비의 소리, 냇물의 흐름, 바다의 파도 등 자연물에는 얼핏 보면 무질서한 것처럼 보이지만 잔잔한 리듬이 있다. 그 적당한 규칙성은 '1/f 자연치유리듬1/f fluctuation'이라고 불리며 수많은 자연물에 존재한다.

자연물은 완전히 무질서하지도 않고 빈틈없이 규칙적이지도 않다. 이른바 그 '여유'가 우리의 마음을 치유하는 것이다. 반대로, 인공물은 주파수가 제한되어 있고 여유가 없어서 뇌를 피로하게 한다. 물론 인공물을 사용한 오락을 부정할 필요는 없다. 하지만 인공물을 즐길 기회가 많으면 많을수록 그로 인해 지친 뇌를 자연물을 통해 정기적으로 치유해야 한다는 사실도 반드시 기억해두자. 도시 속 원시인 생활에서는 이렇게 자연과 문명 사이의 균형을 잡는 것이 중요하다.

자연을 느낄 수 있는 캠핑, 해수욕, 과일 따기 체험 등을 통해 계절마다 야외 활동의 즐거움을 느껴보자. 단순한 오락거리라고 치부하지 말고, 귀중한 '원시인 체험'이라 여기고 지구와 대화를 나눈다는 느낌을 가지면 된다. 바람의 소리와 향기, 나뭇잎이 스치는 소리, 냇물의 흐름을 느끼고 오감을 자극하는 것이다.

자연을 느끼면서 미각까지 자극할 수 있는 활동으로는 과일 따기 체험이 가장 효과적이다. 현대인은 과일이나 채소가 가진 본래의 맛과 당도를 느끼지 못하게 되었다. 어른은 물론, 아이들의 미각이 심각할 정도로 둔해진 것이 몹시 걱정스럽다. 자연의 맛은 부모가 가르쳐주어야 한다. 그런 의미에서 자녀가 있는 가정에서는 배, 사과, 딸기, 복숭아 따기 체험에 관심을 갖고 참여해보자. 나도 두 딸이 어렸을 때는 자주 과일을 따러 다녔다. 과일을 따는 체험은 가족 모두가 즐겁게 참여할 수 있고 어른이며 아이며 할 것 없이 오감을 갈고닦는 데 가장 적합한

"자연물은 완전히
무질서하지도 않고
빈틈없이
규칙적이지도 않다.
이른바 그 '여유'가
우리의 마음을
치유하는 것이다."

훈련이다.

멀리 떠날 수 없을 때는 가까운 공원에 가도 좋다. 공원의 벤치에 앉아 눈을 감아보자. 시각도 중요한 감각 가운데 하나이지만 시각으로 얻는 정보는 방대하기 때문에 눈을 감으면 되레 나머지 감각들이 예민해진다. 무슨 소리가 들리는지, 어떤 냄새가 나는지 느껴보고, 피부를 어루만지는 바람을 느껴보기만 해도 오감을 단련하는 데 큰 도움이 된다. 평소에는 쉬이 보고 지나치는 것이나 듣고도 흘려보내는 것을 잠시나마 의식해보자.

등산과 하이킹은 중력을 느낌과 동시에 인간의 본능을 찾아주는 도시 속 원시인의 중요한 활동이다. 특히 산에 올라 바라보는 밤하늘, 정상에서 보는 해돋이는 원시적 체험에 가깝다. 이렇게 자연 속에서 시간을 보내면서 단순히 아름답다고 느끼는 것으로 끝나지 않고 마음을 뒤흔드는 감동을 선사한다.

봉사활동으로 머물렀던 캄보디아 오지에서의 어느 저녁, 동료들과 높직한 언덕에 올랐다가 근사하고 아름다운 석양을 만났다. 눈길 닿는 곳 어디에도 거칠 것 없는 광활한 지평선에 주홍빛으로 빛나는 커다란 석양이 천천히 저물어가는 모습은 비할 길 없는 장관이었다. 동료들과 함께 숨을 죽이고 홀린 듯 바라보았다. 현지인들은 그런 우리를 보고 이 사람들은 고작

해가 지는 모습에 왜 이렇게 감동하는지 의아해했다고 한다.

산이나 자연의 경치는 어째서 우리의 마음에 이렇게 큰 감동을 주는 것일까. 문명이 만든 인공물이 없는 곳에서 그런 먼 과거의 풍경을 만나면, 이른바 '과거의 뇌'가 자극되기 때문이 아닐까 싶다.

우리 뇌의 대뇌피질은 과거의 뇌(구피질이나 고피질, 대뇌변연계라고도 한다)와 그 바깥을 감싸는 새로운 뇌(신피질)로 나뉜다. 생선과 파충류의 뇌는 과거의 뇌만으로 이루어져 있으며 포유류에 와서 새로운 뇌가 출현했다. 특히 인류의 경우는 대뇌피질의 대부분을 새로운 뇌가 차지하고 있다. 인류의 뇌는 원시시대부터 커지기 시작했는데, 커진 것은 주로 새로운 뇌였다.

새로운 뇌는 사고와 논리, 언어 등의 지적 활동을 관장한다. 그에 비해 과거의 뇌는 식욕과 성욕 같은 본능, 쾌감이나 불쾌감 등의 정서를 관장하고 자율신경의 활동과도 밀접한 관련을 맺고 있다. 과거의 뇌를 '동물의 뇌', 새로운 뇌를 '인간의 뇌'라고 생각하면 이해하기 쉬울 것이다. 같은 커뮤니케이션이라도 언어를 사용할 때는 새로운 뇌가, 언어를 사용하지 않는 공감과 정보 전달은 과거의 뇌가 관장한다는 사실은 상당히 흥미롭다. 인류가 지구의 역사상, 이례적인 문명사회를 이룩할 수 있었던 것은 새로운 뇌가 급속도로 발달했기 때문이다. 그 대신, 현대인은 과거의 뇌를 좀처럼 사용하지 않게 되었다.

물론 생명을 유지하기 위해 필요한 식욕을 비롯하여 성욕과 그 외의 본능은 변함없이 간직하고 있지만, 문명사회에 지장을 주지 않는 선에서 새로운 뇌가 그것들을 제거하고 억제해 온 것이다. 물론 문명사회에서 본능을 그대로 표출할 수는 없기 때문에 이는 당연한 것이다. 하지만 새로운 뇌에 의한 억제가 지나치게 심해지면 의식 깊은 곳에서는 과거의 뇌를 해방하려는 갈망이 고개를 드는 게 아닐까. 과거부터 이어져 온 지구의 풍경인 밤하늘과 해돋이를 보고 마음 깊은 곳에서부터 감동이 용솟음친 것은 그 정서가 잠시 해방되어서일 것이다.

언어를 통한 커뮤니케이션도 물론 편리하고 즐겁지만 말이 필요 없는 커뮤니케이션 또한 확실히 존재한다. 캄보디아에서 저무는 석양을 보고 함께 있던 동료들과 말없이 감동을 느꼈을 때 그 사실을 실감했다. 그런 체험을 하면 평소 새로운 뇌에 의해 억압받던 과거의 뇌에도 역할이 주어져 두 뇌 사이에 균형이 잡히고 몸의 깊은 곳으로부터 생기와 활력이 솟는다.

모처럼 하이킹 같은 자연 체험의 기회가 주어진다면 중력과 지구 시간을 느끼는 동시에 과거의 뇌에도 자극을 주는 일석이조의 효과를 느낄 수 있다.

감각을 단련하는 도시 속 이동 생활

인류가 석기시대까지 해왔던 수렵 채집 생활을 우리는 걸핏하면 업신여기기 일쑤다. 수렵과 채집을 하면서 머물던 곳에 자원이 없어지면 다시 이동하는 생활을 '자연파괴'나 '이기주의'라고 보는 관점도 존재한다. 누군가는 농경이 시작되고 정착 생활을 하게 되면서 문명이 더욱 크게 발달했으며 인간답고 안정된 생활을 할 수 있게 되었다고 주장할지도 모른다. 하지만 최근 그런 관점에 반대 의견을 제시하는 전문가들이 늘고 있다. 농경을 하는 정착 생활이야말로 자연을 파괴하고 수많은 질병을 초래했다고 보는 입장이다.

참고로 최근 몇 년간 화제가 되고 있는 당질제한식도 "농경을 시작하기 이전에는 지금처럼 많은 당질을 섭취할 수 없었다. 당질 섭취는 인체에 부자연스러운 식생활이다."라는 입장을 취하고 있다. 이 입장에서는 정착 생활을 시작하기 이전의 '이동 생활'이야말로 자연과 인체에 이로운 생활이라고 설명한다. 이동 생활이란 유목조차도 하지 않는 순수한 수렵 채집 생활로 자원이 다할 때마다 이동하는 생활을 가리킨다. 자연에서 누릴 수 있는 것을 낭비하지 않고 취한 뒤, 자원이 부족해지면 그 땅을 떠난다. 그러면 자연의 힘으로 그곳에는 다시 동식물이 되살아난다. 어떤 의미에서는 궁극적인 친환경 생활이라고도 할 수 있다. 인류가 다른 동물들과 마찬가지로 자연의 조화 속에서 살던 시대의 이야기다.

하지만 그것은 인류의 수가 그렇게 많지 않았기 때문에 가능한 생활이었다. 인구가 증가하면서 그런 방식으로 살기는 어려워졌고, 인류는 농경과 정착을 시작하게 되었다. 채집에서 재배로, 수렵에서 목축으로, 이동에서 정착으로. 이 '혁명'은 인류가 원했기 때문이 아니라 자연을 거스르는 기세로 인구가 증가했기 때문에 생존을 위해 어쩔 수 없이 선택한 방식이었다는 설이 최근 주목을 받고 있다.

이런 관점을 알고 나서 보면, 수렵 채집 생활은 낮추볼 것이 아니라 본보기로 삼아야 할 생활이라는 것을 알 수 있다. 하지만 현대를 사는 우리가 '이동 생활'을 하려고 걸핏하면 이사를 하거나 직장을 옮길 수는 없다. 하지만 정착 생활에 숨겨진

함정을 깨닫고 그 함정에 빠지지 않도록 유념할 수는 있다. 이것이 바로 도시 속 원시인의 관점이다.

생체인류학의 입장에서 인류가 이동 생활을 버리고 정착 생활에 이르는 과정을 분석한 책《인류사 속의 정착 혁명人類史のなかの定住革命》에서 저자 니시다 마사키西田正規는 다음과 같이 이야기한다.

> 캠프를 이동하면 풍경이 변하기 때문에 인간은 그 장소를 오감을 곤두세우고 탐색한다. 식량 자원이 어디에 얼마나 있을지, 위험한 짐승은 없는지, 땔감은 어디에 있는지, 강을 건널 수 있는 곳은 어디인지. 이렇게 각각의 장소마다 뛰어난 탐색 능력을 발휘하고 충분히 활용한다. 신선한 감각을 통해 모인 정보는 거대한 대뇌의 무수한 신경세포 속을 세차게 돌아다니게 된다.

그에 비해 정착 생활에 대해서는 '정착을 하고 난 뒤로는 주변 풍경이 변하지 않아 오감이 둔해지고 탐색 능력을 점차 잃게 되었다.'고 말한다. 따라서 인류는 정착 생활로 둔해지기 쉬운 감각과 대뇌를 활성화시키기 위해 여러 방면에 걸쳐 고도의 기술과 시스템을 구축해온 것이다. 문명이 정착 생활에 의해서 발생한 것은 틀림없다 하더라도, 그 결과로 잃어버린 자

"도시 속 원시인으로서는
정착 생활의 행복은
행복으로 받아들이면서,
다른 환경에서 감각을
자극하는 이동 생활에
관심을 가지는 것이
바람직하다."

극을 추구하기 위해서 어쩔 수 없이 뇌가 발달했다는 관점은 놀랍다.

도시 속 원시인으로서는 정착 생활의 행복은 행복으로 받아들이면서, 다른 환경에서 감각을 자극하는 이동 생활에 관심을 가지는 것이 바람직하다. 최고의 이동 생활 체험은 물론 여행이지만 일상생활에서도 귀찮다고 생각하지 않고 실천하려고 마음먹으면 얼마든지 이동 생활을 실천할 수 있다. 회사원이라면 집과 회사를 왕복할 것만이 아니라, 취미 생활로 사귄 이들이나 다른 업종의 동료와 만나서 현대의 이동 생활을 실천할 수 있다.

나는 집에 돌아가면 완전히 휴식 모드로 바뀌어서, 귀가하기 전에는 이런저런 모임에 얼굴을 비치는 일이 잦다. 현재는 한 클리닉에 있는 시간이 많지만 예전에는 일주일 동안 이곳저곳의 클리닉을 도는 생활을 했다. 한곳에 그리 오래 있지 못하는 성격이라 이동 생활이 익숙하기 때문이다. 날마다 다른 동료들을 접하고 있으면 배울 점을 많이 찾을 수 있고 또 새로운 만남으로 이어지기도 한다. 또 매일 감각이 단련되는 느낌을 맛볼 수 있을 것이다.

밤하늘의 별을 가만히 바라본 적이 있는가

많은 현대인은 컴퓨터 작업과 휴대전화 문자 등으로 눈을 혹사시키고 있다. 사람들은 다른 감각은 어떨지 몰라도 이렇듯 자주 쓰는 시각만은 쇠퇴하지 않았다고 생각할지도 모른다. 하지만 혹사하는 것과 단련하는 것은 전혀 다르다.

시각을 단련하려면 가까운 곳에 있는 사물만이 아니라 다양한 거리에 있는 사물을 보는 것이 효과적이다. 안구 속에 있는 모양체라는 근육으로 렌즈에 해당하는 수정체의 두께를 변화시켜 시각을 단련해야 하는 것이다. 그 힘이 약해지면 노안이 된다. 가까운 곳을 계속 봐야 하는 현대인은 생활 속에서 눈을 혹사시키는 동시에 단련하고 있다고는 하지만 모양체가 탄력을 잃고 눈에 급격히 노화가 진행되는 원인을 제공하기도 한다. 이를 방지하는 데 유용한 시각 운동 중 하나가 산처럼 먼

곳의 경치를 보는 것이다. 하지만 그보다 더욱 간단하고 효과적인 방법이 바로 '별을 보는 것'이다.

아득히 먼 거리에 있는 아름다운 별을 보면 모양체를 단련할 수 있을뿐더러, 마음도 차분해져서 우주의 시작과 태고의 시대를 상상해볼 수 있는 계기가 되기도 한다. 최근에는 유성군流星群을 관찰하는 것이 유행인지 자주 화제에 오르곤 한다. 이 또한 별을 관찰하는 좋은 기회가 된다. 나는 중학교와 고등학교 시절 천문부에 소속되어 설레는 마음으로 천문학을 배우며 밤하늘을 관찰하는 즐거움을 만끽했다.

캠핑이나 등산을 하면서 보는 별과는 비교할 수 없지만 도시에서든 자택에서든, 어디서든 기회가 닿는 대로 별을 보는 것은 무척 바람직한 일이다. 맑게 갠 밤하늘에는 언제 어디서나 볼 수 있는 우주로부터의 아름다운 선물이 있다. 마지막으로 밤하늘을 올려다본 것이 언제였는지 기억하고 있는가.

'시각 훈련'이라는 거창한 명분 없이도, 그저 아름답다고 감탄하며 밤하늘을 바라보거나 별을 관찰하며 깊은 생각에 잠겨보기만 해도 시각은 자연히 단련된다. 특히 별에 대해 잘 알지 못하는 사람들에게는 북극성을 찾아보길 권한다. 북극성은 계절에 관계없이 늘 가장 북쪽에 자리하고 있어, 오랜 옛날부터 여행자들이 방향을 가늠하는 별로 이용해왔다. 지구에서 보면 계절에 따라 위치를 옮기는 별들의 중심부에서 움직이지 않는, 마치 시계의 중심축 같은 별이다. 하지만 그렇게 중요하고 유명한데도 의외라고 느껴질 정도로 눈에 띄지 않는 별이기도 하다. 북극성은 이등성이라서 그다지 밝지 않다. 그래서 더욱 찾는 재미가 있고 시각 단련에도 도움이 된다.

북극성을 찾는 가장 널리 알려진 방법은 북쪽 하늘에서 국자 모양을 한 유명한 북두칠성을 먼저 찾는 것이다. 국자의 가장 끝(손잡이 반대쪽)에 있는 두 별의 거리를 그 방향으로 약 다섯 배 정도 늘린 위치에 있는 것이 북극성이다.

최근에는 스마트폰으로 별자리를 찾을 수 있는 전용 어플리케이션도 있어 밤하늘에 겹치면 GPS(위성항법장치)로 방위와 별자리를 나타내준다. 이렇게 현대의 도구를 활용하여 별을 보는 것 또한 도시 속 원시인 생활이라고 할 수 있다. 잘 모를 때는 그저 성가시다고만 여기던 별을 보는 방법도 조금만 배우면 흥미가 일고 즐거워진다.

별빛은 아득한 시간을 지나 지구상의 우리에게 도달한다. 북극성은 지구에서 약 400광년(400년에 걸쳐 빛이 도달하는 거리. 1광년은 약 9조 4,600억 킬로미터) 거리에 있어서 우리가 보고 있는 북극성의 빛은 400년 전의 것이라는 말이 된다. 만약 백만 광년의 거리에 있는 별이라면 원시시대의 빛을 보는 셈이다. 그

북극성 찾는법

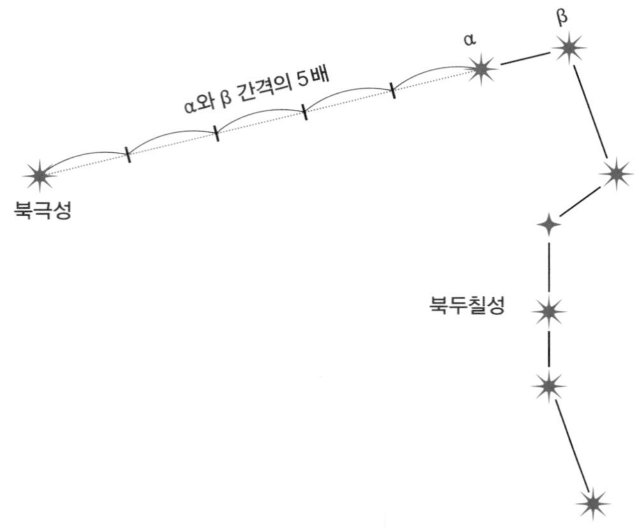

렇게 생각하면 유구한 시간을 넘어 우리에게 다다른 빛을 더욱 즐겁게 관찰할 수 있는 기분이 들 것이다.

현대의 독을 가려내기 위한 생존 본능을 기르자

수렵 채집 생활을 하던 우리의 선조들은 독을 가려내는 본능이 예민했을 것이다. 하지만 현대에 살고 있는 우리의 본능은 상당히 둔해져 있다.

현대 식생활의 '독'은 먹으면 바로 죽지는 않지만 몸에 서서히 해를 끼친다. 인공 첨가물이나 농약 잔여물이 그런 종류의 독이다. 이들을 미각과 후각으로 모두 가려내기란 거의 불가능하다. 현대의 독을 가려내기 위한 생존 방법은 자신이 먹으려는 식품에 어떤 성분이 들어 있는지 항상 유념하는 것이다.

나는 부모와 자녀가 함께 수강하는 식사 교육 수업을 연 적이 있다. 이 수업에서는 주로 어머니와 그 자녀가 실제로 햄버그스테이크를 만든다. 식재료를 구입하는 단계부터 직접 참가하는 것이 이 수업의 중요한 점이다. 우선 어머니에게는 먼

저 냉동 햄버그스테이크를 보여주어 어떤 음식인지 확인시킨다. 그리고 아이들과 함께 장을 보러 가서 다진 고기, 양파, 빵가루, 달걀 같은 햄버그스테이크 재료를 구입하도록 한다.

햄버그스테이크를 만들 때는 앞서 확인한 냉동 햄버그스테이크와 같은 형태와 크기로 만든다. 부모와 아이가 햄버그스테이크를 즐겁게 만들면서 동시에 냉동 햄버그스테이크도 전자레인지로 조리한다.

시식을 할 때는 직접 만든 햄버그스테이크와 냉동 햄버그스테이크를 모두 먹어본다. 최근에는 냉동 햄버그스테이크도 꽤 괜찮은 것들이 많아서 맛은 그리 뒤떨어지지 않는다. 아이들은 "엄마, 정말 맛있어요." "이게 우리가 만든 햄버그스테이크예요?" 하고 조잘대며 즐겁게 먹는다. 다 먹은 뒤에 "오늘 우리가 만든 햄버그스테이크에 무엇이 들어 있는지 아니?" 하고 물어보면, 아이들은 열심히 기억을 더듬으면서 "다진 고기랑 양파랑 달걀……. 아, 빵가루도 들어갔어요!" 대답한다.

"그럼 여기엔 무엇이 들어있을까?" 하고 냉동 햄버그스테이크에 대해 질문한다. "글쎄요……. 똑같은 거 아니에요?"라고 묻는 아이들에게 냉동식품 뒷면에 붙은 성분 표시를 보여준다. 그러면 아이들은 깜짝 놀란다. 수제 햄버그스테이크에는 넣은 기억이 없는 첨가물의 이름이 잔뜩 나열되어 있기 때문이

"현대 식생활의 '독'은
먹으면 바로 죽지는 않지만
몸에 서서히 해를 끼친다.
인공적인 첨가물이나
농약 잔여물이
그런 종류의 독이다."

다. 그것이 정확히 무엇인지는 몰라도 섭취하지 않는 것이 낫다는 사실을 아이들은 예민하게 알아차린다.

그런 경험을 하고 나면 부모와 자녀 모두 과자나 인스턴트 식품의 성분 표시에 신경을 쓰게 된다. 그 감각이 바로 현대 사회에서 독을 가려내는 생존 본능이 되는 것이다. 구체적인 권장 식재료와 식사의 주안점에 대해서는 다음 장에서 구체적으로 다루겠다.

그 많은 약이
정말 내 몸에 필요한가

'문명사회의 과잉으로 인해, 컨디션 저하와 질병을 초래하는 것'에는 약도 포함된다. 약에 관한 가장 오래된 기록은 기원전 3,000~4,000년 전 메소포타미아에서 쓰인 점토판이다. 고대 그리스에서는 히포크라테스가 400종류의 약을 사용했다고 전해지며, 중국의 가장 오래된 약학서《신농본초경神農本草經》에는 365종 혹은 730종으로 추정되는 약의 목록이 기재되어 있다. 당시의 약은 동서양에 관계없이 동식물과 광물로 만들어진 자연 약, 즉 생약이었다.

그러나 18세기의 산업혁명을 거치면서 이 '약'의 내용물은 변화했다. 생약의 성분을 추출하여 합성한 약, 오늘날 우리가 사용하고 있는 화학약품이 주류를 차지하게 된 것이다. 서양에서 시작된 이 흐름에 동양도 동참하게 되었고, 생약과 그것을 조합한 한방약은 비과학적인 것으로 치부되었다. 일본의 의료 현장에서 그럭저럭 일부 한방약이 부활한 것은 최근 20~30년 사이의 일이다.

요즘 사람들은 감기에 걸리면 감기약, 열이 나면 해열제, 목이 아프면 항염제抗炎劑 같은 약을 서슴없이 먹는다. 이렇게 겉으로 드러난 특정 증상을 억제할 목적으로 약을 처방하는 것을 대증요법이라고 한다. 대증요법은 무척 편리하지만 여기에 지나치게 의존하면 오히려 저항력을 저하시키는 원인이 된다. 예를 들어, 감기로 열이 나는 것은 몸이 바이러스와 세균과 싸우기 위해 일어나는 자연스러운 반응이다. 체온을 높여 면역계를 활성화시킬 뿐만 아니라 열에 약한 바이러스나 세균을 공격하여 면역 세포를 돕는 것이다. 때문에 열을 내리면 근본적인 의미에서 세포와 바이러스에 가담하는 꼴이 된다.

해열제뿐만 아니라 약, 특히 화학약품을 복용할 때는 '정말 자신의 몸에 필요한가'를 거듭 묻고 되도록 복용을 삼가는 것이 원시인 건강법의 기본자세다. 물론, 당뇨병으로 인슐린 요법을 받고 있는 사람이 인슐린 주사를 맞지 않으면 위험하다. 협심증으로 발작을 일으킬 때는 특효약인 니트로글리세린 제제를 써야 한다. 이런 경우에도 약에 의존하지 말라는 것이 아니다. 여기서 내가 말하고 싶은 것은 자신의 경험에 비추어볼

"해열제뿐만 아니라
약, 특히 화학약품을
복용할 때는 '정말
자신의 몸에 필요한가'를
거듭 묻고 되도록
복용을 삼가는 것이
원시인 건강법의
기본자세다."

때 일상적인 병세라고 여겨지는 약한 감기나 변비, 습관성 두통, 설사에 의한 복통 같은 경우다.

예전에는 나도 감기약과 해열제를 종종 복용했지만, 도시 속 원시인 생활에 눈뜨고 난 뒤에는 자연치유력으로 나을 때까지 기다린다. 몸의 면역력이 강해지도록 도우면 감기는 금세 낫는다. 구체적으로는 다음 장에서 소개하는 도시 속 원시인 생활에 알맞은 식사법을 참고하면 좋다. 그리고 몸을 따뜻하게 하고 안정된 상태에서 자면 된다.

몸을 따뜻하게 하는 방법 가운데, 나는 입욕을 중시한다. 41~43℃의 뜨거운 물(겨울에는 뜨겁게, 여름에는 조금 미지근하게 온도를 조절한다)에 10분 정도 몸을 담가 몸을 데운 뒤, 탈수 증세를 일으키지 않도록 틈틈이 수분을 섭취하면서 모포를 몸에 감고 자는 방법으로 일부러 땀을 많이 흘린다. 감기에 걸렸을 때 입욕을 하고 싶지 않다면 물주머니나 손난로 등으로 몸을 따뜻하게 하면서 모포를 두르고 땀을 흘려도 괜찮다. 땀을 한바탕 흘리고 나면 감기가 씻은 듯이 낫는다. 만약 한 번에 감기가 떨어지지 않는다면 다시 입욕으로 몸을 데운 뒤 수분을 보충하고 모포를 두르고 자는 과정을 되풀이한다.

심장병이나 고혈압 같은 만성 질환이 있는 사람이 쓰기엔 무리가 있지만, 기본적으로 건강한 성인이라면 일반적으로 감기를 낫게 하는 데는 이 방법이 가장 적절하다. 되도록 대증요법 약에 의존하지 말고 나을 수 있는 가벼운 증상은 자연치유력으로 치료하는 것이 좋다.

내 클리닉에 내원하는 환자 중에도 도시 속 원시인 생활을 시작한 후로 약 복용을 줄이는 데 성공한 사례가 수없이 많다. 그 가운데 C씨(여 · 57세, 주부)의 예를 소개한다.

C씨는 이상지질혈증dyslipidemia(혈액에 총콜레스테롤, LDL콜레스테롤, 중성지방이 증가되었거나 HDL콜레스테롤이 감소된 상태), 만성위염, 빈혈, 두통, 불면증, 심한 어깨 결림, 요통 등으로 이전에 다니던 클리닉에서 10가지가 넘는 약을 처방받고 있었다. 이사를 하면서 그 클리닉에 다닐 수 없게 되어 지인의 소개로 내 클리닉을 찾았다고 했다.

C씨는 초진에서 항상 몹시 피곤하고 의욕이 없다는 증상을 호소했다. 검사 결과를 살펴본 뒤, C씨의 이상지질혈증은 폐경 이후의 여성 호르몬 저하에 따른 가벼운 고콜레스테롤혈증hypercholesterolemia이라고 진단하고 우선 고지혈증 약 복용을 중단했다. 비만이 아닌 폐경 이후 여성의 가벼운 고콜레스테롤혈증은 대체로 위험하지 않기 때문이다. 그리고 만보기를 착용하고 걸음 수를 평소보다 20퍼센트 늘리는 것을 목표로 걷기를 제안했다. 최종 목표는 하루에 8,000보를 걷는 것이었다. 동시

에 염분제한을 시작하고 흰 쌀밥의 섭취를 절반 이하로 줄이도록 처방했다.

운동을 하는 습관이 들자 C씨는 밤에 숙면을 취할 수 있게 되었고 어깨가 가벼워졌기 때문에 수면제와 골격근이완제의 복용을 중단했다. 또, 혈압도 서서히 내려가 강압제의 종류를 줄이고 한 종류만 남겼다. 복용하는 약이 줄어들었기 때문에 위를 보호하기 위해 먹던 위장약 종류도 모두 중지했다. 이 무렵 C씨는 피로감이 사라지고 몸이 가벼워졌다며 훌라댄스 교실에 다니기 시작했다. 최종적으로 상용하는 약은 강압제降壓劑 한 가지만 남게 되었고, C씨는 현재 몰라볼 정도로 건강해져서 쾌적한 나날을 보내고 있다. C씨의 사례는 약을 과다 복용해서 오히려 건강을 해친 전형적인 경우다. 걷기와 가벼운 식사제한으로 대부분의 증상이 개선되었기 때문에 자연스럽게 약 복용을 중단할 수 있었고 점점 건강을 되찾는 선순환이 생겨났다.

약을 무턱대고 중단하는 것은 금물이다. 하지만 이렇게 단계적으로 실천해나가면 약의 종류를 줄일 수 있는 경우도 적지 않다. 현재 많은 약을 복용하고 있는데도 건강이 개선될 기미가 보이지 않는다면 주치의와 상담하면서 도시 속 원시인 생활을 실천해보자.

온몸의 감각을 되살리기 위한 실천 리스트

- 하루에 적어도 한 번은 땀을 흘리거나 닭살을 돋게 하는 등 바깥 기온을 느낀다.
- 취미 생활로 오감을 자극한다.
- 바람 소리에 귀를 기울인다.
- 식물의 향기를 맡는다.
- 자연 속에서 캠핑이나 과일 따기 체험을 즐긴다.
- 하이킹을 한다.
- 다양한 모임에 참여한다.
- 밤하늘의 별을 가만히 바라본다.
- 가공식품의 성분 표시를 확인한다.
- 컨디션이 조금 저하되었다고 해서 바로 약을 복용하지 않는다.

자연
그대로를 먹는다

원시인 건강법 4

최근 몇 년 사이에 첨가물과 농약 잔여물이

다량 함유된 식품이 널리 퍼지면서

자율신경은 해독 작업에 상당한 수고를 들이게 되었다.

그 결과 자율신경은 면역계, 대사계, 호르몬계를

충분히 지휘하지 못하게 되었고

건강이 악화되는 사례가 급증했다.

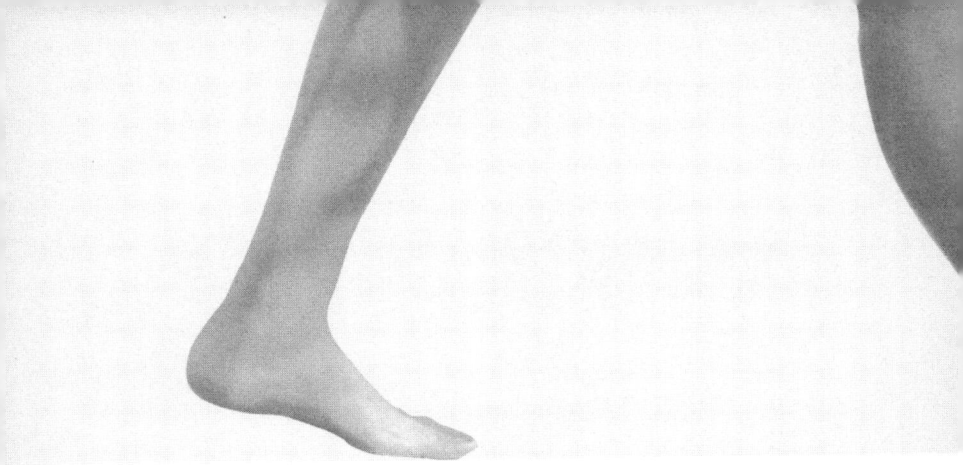

가공하지 않은 상태의 자연식품을 먹자

도시 속 원시인 생활은 조금의 불편함을 참고 가능한 범위 내에서 실천하는 것을 지향한다. 따라서 정크푸드를 아예 먹지 말라는 말은 아니다. 다만, 식생활이 정크푸드만으로 점철되어 있다면 몸이 점점 쇠약해진다는 사실만은 명심해야 한다. 그리고 중요한 것은 다음 세대를 책임질 아이들의 건강이다. 아이들에게 컵라면과 햄버거 같은 인스턴트식품을 빈번히 먹이는 것은 바람직하지 않다는 사실을 어른이 자각해야 한다.

이름만 들으면 알 만한 식품업체가 있다. 그 기업은 대형 광고주이기 때문에 텔레비전이나 잡지에 화려한 광고를 내보내 소비자들을 현혹한다. 그러면서도 식품의 바람직하지 않은 면은 좀처럼 겉으로 드러내지 않는다. 방심하고 있다 보면 편중된 정보에 휘둘릴 뿐만 아니라 어른 자신은 물론, 아이들의 건강마저 해칠 수 있다. 그러므로 도시 속 원시인 생활에 걸맞은 아래의 식사법을 적당한 범위 내에서 생활에 도입해보자.

재료의 원래 형태에 가까운 식품을 먹자

우선 되도록 가공하지 않은 상태의 육류, 어패류, 달걀, 채소, 과일, 해조류, 버섯 같은 식품을 섭취하자. 원산지와 생산 과정까지 꿰뚫고 있다면 이상적이다. 거기까지 알기 어렵다면 되도록 가공식품을 피하고 원래 형태에 가까운 식품을 섭취하면 식사의 질이 크게 향상된다.

이 원칙은 외식을 할 때도 똑같이 적용된다. 예를 들어 치킨너겟보다는 닭고기 꼬치구이를, 생선 튀김보다는 생선구이나 회를 고르는 방식이다.

신선한 채소와 과일을 섭취하자

채소와 과일이 중요한 이유는 단순히 영양을 보충하기 위해서가 아니다. 거기에 함유된 비타민, 미네랄, 식이섬유, 그리고 폴리페놀polyphenol, 카로티노이드carotinoid, 플라보노이드flavonoid 같은 피토케미컬phytochemical로 몸을 해독하는 것이 채소와 과일의 큰 역할이다. 피토케미컬이란 주로 식물의 색소와 향기 성분에 함유되어 있으며 체내에 흡수되어 강한 항산화 작용을 통해 암과 노화를 방지한다고 알려진 물질이다.

되도록 가공식품과 정크푸드를 피하는 것이 도시 속 원시인 생활의 기본이지만 어쩔 수 없이 섭취하게 될 경우, 그만큼 신선한 채소와 과일을 섭취하여 몸을 해독하는 것이 좋다.

배가 부르기 전에 수저를 내려놓자

배가 60~80퍼센트만 찰 정도로 먹자. 이렇게 말하면 잘 와 닿지 않겠지만, 중요한 점은 배가 가득 찰 때까지 먹지 않는 것이다. 식사가 곧 포만감을 느끼기 위함이라고 생각하는 이들은 이런 식사가 만족스럽지 않다고 느낄지도 모른다. 하지만 익숙해지고 나면 얼마나 몸이 가벼워지는지 깨닫게 될 것이다. 배가 잔뜩 부를 때까지 먹으면 위와 간, 그리고 자율신경은 상당한 부담을 받는다. 영양을 보충하는 것도 좋지만 '조금만 더 먹을까.' 하는 생각이 들 즈음에 멈추자.

균형 잡힌 식사를 하자

되도록 '주식(밥, 빵, 면류 등)' '단백질(육류, 어패류, 달걀, 콩류 등)' '채소 및 기타(버섯, 해조류, 과일 등)' 세 가지를 식단에 넣고 다양한 종류의 식품을 섭취하면 균형 잡힌 식사를 할 수 있다.

위의 네 가지 사항을 기억해두어야 한다. 그러나 식사에 너무 철저히 제한을 두면 식사가 고역이 될 수도 있다. 그렇게 되면 주객전도나 마찬가지이므로, 나는 환자에게 언제나 가능한 범위 내에서 무리하지 않도록 실천하길 권하고 있다.

식사의 중요성을 안다면 컨디션이 저하되었을 때만큼은 첨가물이 들어가지 않은 양질의 식재료로 만든 음식을 먹고 가능한 범위에서 몸을 돌보는 데 주의를 기울이게 될 것이다. 문명에 물들기 전, 인류는 수많은 동물과 마찬가지로 건강이 좋지 않을 때는 헛되이 움직이지 않고 음식도 철저히 가려서 먹으며 운동과 소화에 쓸 에너지를 몸의 회복에 돌렸다. 이 또한 우리 현대인이 배워야 할 점이다.

첨가물투성이 식사가 내 몸을 망친다

1장에서 이야기했듯, 나는 20대에 성인 천식에 걸렸다. 당시에는 군의관 생활을 하고 있었는데 지금 생각해보면 기숙사에서 사용하던 모포에 진드기가 있었던 듯하다. 타고난 체질에 더해 집에 먼지도 많았고, 이 모든 것들이 복합적으로 작용하여 천식이 발병했던 게 아닐까.

천식 발작은 기관지 벽에 염증이 발생하여 기도가 좁아져서 생긴다. 발작이 일어나면, 심한 기침이 났고 목에서 색색거리는 소리가 나는 증상(천명이라고도 한다)에도 시달렸다. 발작이 심할 때는 내가 근무하던 병원에 입원해서 치료를 받아야 할 정도였다.

현재 천식 치료에는 기관지의 염증을 억제하는 스테로이드 흡입제를 처방하는 것이 보통이다. 발작이 일어나지 않더라도 평소에 정기적으로 스테로이드 흡입제를 사용하는 것이 이 요법의 특징이다.

내가 천식에 걸렸을 때에는 아직 스테로이드 흡입제가 상용되지 않았고 기관지 확장제를 사용한 치료가 일반적이었다. 이는 발작이 일어났을 때 기도를 넓히는 약으로, 대증요법 약이었다. 기관지 확장제를 사용하면 기도가 확장되므로 일시적으로 증상이 완화된다. 하지만 체질이 개선되는 것은 아니라서 결국 발작을 되풀이하게 된다. 그래서 발작이 올 때마다 기관지 확장제를 사용하면서 '근본적인 치료법은 없을까?' 하는 생각을 떨칠 수 없었다.

현재의 스테로이드 흡입요법 또한 염증을 일으키는 근본적인 원인을 해소할 수는 없으므로 넓은 의미에서 보면 역시 대증요법에 지나지 않는다. 그렇다면 어떻게 해야 천식을 근본적으로 치료할 수 있을까.

2000년에 군의관에서 의사의 길로 되돌아온 나는 보완대체의료를 포함하여 다각적인 각도에서 진료를 펼치고 싶다는 생각에 식이요법을 공부했다. 그러다 보니 문제는 가공식품이라는 확신이 들었다. 나도 예전에 아무런 의심 없이 인스턴트 식품과 편의점 도시락을 자주 먹었기 때문이다.

2장에서 생체활동을 뒷받침하는 면역계, 대사계, 호르몬계가 세 명의 배우라면 자율신경은 그들을 지휘하는 감독에 해당한다고 이야기했다. 자율신경은 이 세 배우를 지휘하는 것 외에도 '몸을 해독하는' 역할도 도맡고 있다.

그런데 최근 몇 년 사이에 첨가물과 농약 잔여물이 다량 함유된 식품이 널리 퍼지면서 자율신경은 해독 작업에 상당한 수고를 들이게 되었다. 그 결과 자율신경은 면역계, 대사계, 호르몬계를 충분히 지휘하지 못하게 되었고 건강이 악화되는 사례가 급증했다. 내가 성인 천식에 걸린 원인도 여기에 있었던 듯하다. 실제로 패스트푸드나 인스턴트식품, 편의점 도시락 등을 끊자 천식 발작이 사라졌다. 그 이후로 가급적 가공식품을 입에 대지 않기 위해 노력하고 있다. 지금은 태풍이 와서 습도가 높아졌을 때 미약하게 증상이 나타날 뿐, 평소에는 증상이 나타나지 않는다.

좋은 식습관은 건강 유지의 기본이다

예전에 내 클리닉에 30대 중반의 D라는 여성이 내원했다. 나른함이 가시지 않는다는 증상을 중심으로 상담했지만 이야기를 잘 들어보니 임신을 위해 노력하는데도 아이가 생기지 않는다는 고민도 가지고 있었다. 불임 치료도 수없이 받아봤지만 효과가 없었다고 했다. D씨는 이전부터 생리불순을 겪고 있었고 나른함 이외에도 불면증과 조급증 같은 증상에 시달리고 있었다. 내게 검진을 받았을 때는 "이제 임신은 포기하려고요. 이 나른함만 사라진다면……."이라고 말할 정도였다.

나는 문진을 할 때 환자의 식습관과 생활습관을 꼼꼼히 체크한다. 여기에 건강 악화와 질병의 원인이 있는 경우가 많기 때문이다. D씨의 식습관에 대해 들었을 때, 나는 비로소 납득이 갔다. 식생활이 거의 인스턴트식품과 편의점 도시락, 시판되는 반찬 등으로 이루어졌기 때문이다. "그런 식품에 얼마나 많은 첨가물이 들어 있는지 아십니까? 우선 그것들을 끊읍시다." 라고 처방을 내렸다. 더 잘 이해할 수 있도록 시판되는 과자나 인스턴트식품의 성분 표시를 보여주며 '앞으로 아이를 낳아 기르려는 여성에게 적합하지 않은 것이 이렇게 많이 들어 있다'고 설명했다.

그런 첨가물을 해독하기 위해서 몸에서는 자율신경과 면역세포, 간 등이 열심히 일한다. 몸의 기능이 그런 해독작용에 온 신경을 쏟고 있는 한, 임신하기가 좀처럼 쉽지 않았을 것이다. 게다가 슈퍼마켓이나 편의점에서 판매하는 손질된 채소는 시간이 흘러도 좀처럼 시들지 않는다는 점, 햄버거 체인점에서 파는 햄버거는 방치해도 좀처럼 상하지 않는다는 점, 직접 손질한 채소나 수제 햄버거와 비교하면 그 차이는 확연하다는 사실도 강조했다.

그렇다면 어떤 것을 먹어야 하냐고 묻는 D씨에게 앞서 이야기한 원시인 식사법의 네 가지 사항을 일러주었다. 특히, 되도록 소재의 원래 모습을 알 수 있는 재료로 직접 조리할 것을 권했다. 이렇게 이야기해도 실천에 옮기지 않는 환자가 대부분이다. 말은 쉬워도 실천하려면 불편함을 감수하고 품을 들여야 하기 때문이다. 하지만 D씨는 내 조언대로 음식을 직접 만들어

"식생활을 개선해서
건강한 몸의 기초를
다지는 것은
불임뿐만 아니라
질병을 치료하고
건강을 유지하기 위한
기본 수칙이다."

먹기 시작했다. 식사를 개선한 지 서너 달쯤 지났을 무렵 진료실에 들어온 D씨가 들뜬 목소리로 말했다.

"선생님, 저 임신했어요! 역시 식사가 문제였나 봐요."

아무리 불임 치료를 받아도 임신이 되지 않았는데 식사를 개선하자마자 임신에 성공해서 D씨는 꽤 놀란 모양이었다. 내가 보기에는 비싸고 몸에도 부담이 되는 불임 치료를 수없이 받으면서 식생활에는 눈을 돌리지 않은 것이 훨씬 놀라운 일이지만 말이다.

물론, 불임은 식사를 개선하면 반드시 치료된다고 할 수 있는 간단한 문제가 아니다. 하지만 우선 식생활을 개선해서 건강한 몸의 기초를 다지는 것은 불임뿐만 아니라 질병을 치료하고 건강을 유지하기 위한 기본 수칙이다.

그 후 D씨의 주요 증상이었던 불면증과 나른함 등도 깨끗이 사라졌다. 도시 속 원시인 생활을 실천하여 가벼운 질병이나 컨디션 저하를 치료할 때는 이처럼 나중에 효과가 나타나는 경우도 많다.

부드러운 음식의 치명적 결점

고대 인류와 현대인의 식생활에서 크게 다른 점은 '음식을 씹는 횟수'다. 청동기시대 인류는 한 끼 식사에 4,000번 씹었다고 한다. 현대인은 한 끼당 씹는 횟수가 620번 정도라고 하니 청동기시대의 6분의 1에도 미치지 못한다.

요즘 방송에서 시식하는 장면을 보고 있노라면 '부드럽다'는 말이 자주 들린다. '부드럽다, 입에서 살살 녹는다, 이가 필요 없다' 같은 말이 맛있는 음식을 표현하는 조건으로 여겨지는 것이다. 이렇게 부드러운 음식이 유행하는 것은 몸에는 위험한 조짐이다. 음식을 씹는 효과는 상당히 폭넓고 깊기 때문이다. 구체적으로 살펴보자.

- 소화가 잘 되고 위에 부담이 줄어든다.

- 침 분비가 원활해진다. 침은 소화를 돕고 충치를 예방하며, 파로틴parotin이라는 호르몬의 작용으로 젊음을 되찾아준다.
- 턱 발달을 촉진시킨다. 현대인은 고대 인류에 비해 턱을 덜 사용해서 턱이 좁아졌다. 그 결과 치열이 비뚤어지고 씹는 힘도 약해졌다.
- 뇌의 혈류를 개선한다. 턱을 움직이는 근육이 수축과 이완을 반복하면 안면 근육이 단련되고 뇌의 혈류가 원활해진다.

부드러운 음식만 먹어서 턱을 덜 사용하면 위와 같은 효과를 얻지 못하는 것은 물론, 건강을 해치는 원인이 된다. 그래서 도시 속 원시인 생활에서는 음식을 씹는 횟수를 늘리는 것도 중요하게 생각한다. 비록 청동기시대만큼은 아니더라도 한 입에 20번은 씹도록 하자.

한 입 먹을 때 20번 씹으려면 딱딱한 음식이나 씹는 맛이 있는 음식을 먹어야 한다. 생채소, 채소 요리(특히 뿌리채소나 잎채소), 다시마, 현미밥, 잡곡밥은 씹는 횟수를 늘리는 데 알맞은 음식이다. 이들은 씹는 맛도 있고 씹으면 씹을수록 감칠맛이 난다. 이런 메뉴를 적어도 한 끼에 한 종류 포함시키고 제일 먼저 먹자. 예를 들어, 당근이나 셀러리가 포함된 채소 스틱, 소송채 혹은 쑥갓나물, 잎채소와 뿌리채소로 만든 샐러드, 생채소

샐러드 등은 손쉽게 만들 수 있다.

숫자를 20까지 세면서 음식을 씹어 먹는 것은 귀찮다고 생각할지 모르지만 처음에만 신경을 기울이면 금세 익숙해질 것이다.

당질제한은 득일까, 실일까

최근, 당뇨병 치료, 혹은 다이어트나 건강법으로 '당질제한식'이 유행하고 있다. 제한의 대상은 당질糖質, glucide을 많이 함유한 식품으로 설탕, 설탕이 많이 든 과자, 음료수, 밥 · 빵 · 면류 같은 주식, 그리고 감자류, 과일 등이다.

의사나 영양사 가운데도 당질제한에 긍정적인 의견을 가진 사람이 있는가 하면 부정적으로 생각하는 사람도 있어 당질제한에 대한 논의는 혼란스러운 상태다. 그런 만큼 도시 속 원시인 생활에서는 어떻게 당질을 섭취해야 할지 궁금할 것이다.

원시인 건강법에서 가장 좋은 본보기는 문명이 발생하기 전 인류의 생활이다. 당시에는 농경이 시작되기 전이어서 섭취할 수 있는 당질(탄수화물)이 극히 적었다. 인류가 지금처럼 많은 양의 당질을 섭취할 수 있게 된 것은 농경으로 곡물을 재배하기 시작한 이후이기 때문이다.

당질제한을 주장하는 이들도 이 점을 근거로 삼고 있다. 앞에서 정착 생활과 이동 생활에 대한 내용(156쪽, '감각을 단련하는 도시 속 이동 생활' 참조)에서도 다루었듯, '농경 생활이야말로 인간의 몸에는 부자연스러운 생활방식'이라고 보는 관점이다. 따라서 당질은 아예 섭취하지 않는 것이 좋다는 엄격한 당질제한을 권하는 사람도 있다. 아직도 당질제한에 반대 의견이 뿌리 깊은 이유는 이토록 극단적인 주장과도 관련이 있는 것 같다. 어찌 되었든, 나는 그 정도로 엄격하게 당질을 제한할 필요는 없다고 생각한다. 필요가 없다기보다는 당질을 완전히 배제하기는 매우 어렵고, 현실적으로 많은 이들이 실천하기엔 거의 불가능하기 때문이다. 설탕이나 과자, 달콤한 청량음료는 혈당치를 급격히 높일뿐더러 비만의 원인이 되기도 하므로 섭취를 줄이는 데 힘써야 한다는 주장을 반대하지는 않는다.

하지만 식사에서 빼놓을 수 없는 주식인 쌀을 완전히 끊으면 식생활의 균형이 무너질지도 모른다. 당장 쌀을 끊고 당질을 제한하겠다는 결심을 꾸준히 지킬 수 있는 사람이 얼마나 될까. 그보다는 가능한 범위 내에서 주식을 3분의 2나 절반 정도로 줄여보길 권한다. 그 정도는 조금만 노력하면 쉽게 실천할 수 있을 것이다.

수렵 채집 시대에 당질을 전혀 섭취하지 않았느냐 하면 그렇지는 않다. 적은 양이기는 하나 나무 열매나 과일 등에서 당질을 섭취했다. 당질제한을 엄격히 실천하는 사람의 관점에서는 주식을 절반으로 줄이는 정도로는 어림도 없다고 할지도 모르지만 적어도 수렵 채집 시대의 식생활에 가까워질 수 있다.

주식을 완전히 끊으면 그만큼 다른 식품으로 보충해야 한다. 특히 외식을 할 때는 음식을 두 가지 이상 주문해야 하는 경우도 적지 않아서 금전적인 부담이 커진다. 또, 파스타 같은 면 요리 전문점에서는 먹을 수 있는 메뉴가 없을지도 모르니 가게를 선택하는 것도 고달프다. 하지만 주식을 반으로 줄이는 정도라면 가정에서는 물론 외식을 할 때도 밥이나 빵, 파스타 등을 적게 달라고 주문하면 되니 실천하기 쉬울 것이다.

실천하기 쉬운 '저당질 다이어트'

주식을 절반으로 줄이는 가벼운 당질제한으로도 대부분의 사람들은 충분한 효과를 얻을 수 있다. 사실 나 또한 당질을 제한하여 생활하는 중이다. 거창한 것은 아니고 앞에서 이야기한 대로 가벼운 당질제한식인 '저低당질 다이어트'라는 다이어트법을 실천하고 있다. 탄수화물(당질)을 의미하는 영어단어 '카보하이드레이트carbohydrate'에서 '카보'라는 단어를 따와 저카보 다이어트라고도 하며 말 그대로 당질을 적게 섭취하는 다이어트법을 뜻한다.

나는 쉰 살에 처음 마라톤을 완주했는데 아쉽게도 무릎을 다치고 말았다. 부상을 만회하고 다음 도전을 위해 체중을 조금 더 줄여야겠다는 생각이 들어 저당질 다이어트를 시작했다. 저당질 다이어트를 시작한 뒤로는 식사량에 비해 에너지 효율이 몹시 좋아졌다는 사실을 피부로 느끼고 있다. 주식을 거의 절반으로 줄였지만, 반찬은 평소와 마찬가지로 먹으니 그다지 괴롭지도 않고 배가 금방 꺼지지도 않는다. 하지만 몸무게는 상당히 빠른 속도로 줄어든다.

나는 2013년 7월 중순부터 시작해서 당시 66킬로그램이었던 몸무게를(키 165센티미터) 한 달 만에 4킬로그램, 두 달째에는 총 5.5킬로그램을 줄여 60.5킬로그램이 되었다. 대학생 시절과 다를 바 없는 몸무게다. 나는 살이 찌기 쉬운 체질이라서 지금까지 수많은 다이어트를 시도했고 심지어 다이어트 책도 썼지만 솔직히 이렇게 효과적으로 몸무게가 줄어드는 다이어트는 저당질 다이어트가 처음이다. 컨디션도 매우 양호하고 '사냥'이라고 부르는 아침 조깅을 할 때도 상쾌함이 날로 더해간다. 실천하기 쉽고 몸무게가 빨리 감량되기 때문에 노력 대비 효율이 무척 좋은 다이어트다. 당질 섭취를 조금 줄이는 저당질 다이어트만 해도 이렇게 효과가 뛰어난데 굳이 엄격하게 당질제한을 할 필요가 없다.

당질제한에 관해서는 지금도 찬반론이 끊이지 않고 있다. 주식을 완전히 끊어도 아무런 해가 없다는 의견과 장기적으로 보면 오히려 질병의 원인이 된다는 의견이 정면으로 대립 중이다. 확실히 결론이 나려면 시간이 더 필요하겠지만, 어느 쪽이 옳든 간에 저당질 다이어트라면 안전하게 이점만을 취할 수 있을 것이다.

나는 환자들에게도 기회가 닿는 대로 저당질 다이어트를 권하고 있다. 내가 주치의를 맡고 있는 회사 사장 E씨(남 · 48세)는 탄수화물 없이는 못 사는 사람이다. 라면, 볶음밥, 만두 또는 파스타, 빵, 감자튀김 같은 탄수화물을 항상 입에 달고 사는 식습관의 소유자다. 팔다리는 가늘지만 척 봐도 내장지방이 잔뜩 쌓여 있을 거란 생각이 들 만큼 몸통이 비대하다. 관록이 있어 보이는 외모가 사장이라는 지위에는 어울릴지도 모르지만, 문제는 E씨가 10년 동안 당뇨병을 앓고 있다는 사실이다.

과거 한두 달 동안의 혈당치를 반영하는 헤모글로빈A1c는 10퍼센트(기준치는 6.2퍼센트 미만)에 이르러, 그대로 두었다가는 인슐린 주사를 맞아야 할 지경까지 악화되었다. 그때까지도 식사 지도는 했으나 E씨는 거의 듣는 둥 마는 둥 했다. 그나마 조금 걷는 습관을 들여 혈당치가 약간 내려가기는 했지만 결국 걷기도 그만두고 말았다.

E씨와는 친구이기도 해서 "그런 식습관은 아무래도 몸에 좋지 않아." 하고 따끔하게 충고하며 때마침 인슐린 주사 이야기를 꺼냈더니 E씨도 조금은 귀를 기울이는 듯했다. 그래서 흰쌀밥, 파스타, 라면 같은 탄수화물을 평소의 절반만 먹도

록 지도했다. 하지만 그만큼 지방이 적은 육류나 어패류, 콩류는 섭취해도 상관없기 때문에 허기에 시달리지는 않을 터였다. E씨는 저당질 다이어트에 익숙해지기 전까지는 다소 헛헛한 느낌이 들었다고 한다. 하지만 한 달 만에 헤모글로빈A1c 수치가 1퍼센트나 감소한 것을 보고 갑자기 의욕을 보이기 시작했다. 그리고 10퍼센트였던 헤모글로빈A1c 수치가 세 달 만에 6.5퍼센트까지 내려갔다. 또한 182mg/*dl*이던 공복시 혈당치(기준치는 110mg/*dl* 미만)가 124mg/*dl*까지 내려갔고 최대 혈압도 160mmHg(기준치는 130mmHg 미만)에서 140mmHg로 떨어졌다. 걷기를 다시 시작하고 건강은 더욱 개선되었다. 인슐린 주사를 써야 할 위험이 사라졌고, E씨는 몹시 감격했다.

이런 사례만 봐도 저당질 다이어트의 장점을 알 수 있을 것이다. 엄격하게 당질을 제한했다면 E씨는 실천할 엄두를 내지 못했을 테고, 만약 시작했다고 해도 오래 가지 못했을 것이다. 하지만 저당질 다이어트는 약간의 불편함만 감수하면 되므로 그리 어렵지 않게 실천할 수 있다. 게다가 효과가 탁월하기 때문에 무리할 필요도 없다. 당질제한을 하고 싶은데 자신이 없다면 도시 속 원시인에게 알맞은 저당질 다이어트를 시도해 보길 바란다.

생명력이 가장 높은 제철 채소와 과일

원시인처럼 먹으려면 과일이나 채소는 따자마자 그 자리에서 먹는 것이 가장 좋다. 하지만 지금은 일 년 내내 다양한 채소와 과일이 판매되고 있어 '제철'이라는 의미가 무색해졌다. 그렇지만 예를 들어, 같은 토마토나 시금치라도 제철에 먹으면 비타민, 미네랄 등의 영양가가 높아진다. 식물의 생명력은 인위적으로 재배한 것보다 제철 토산물일수록 최대치에 가깝기 때문이다.

그러나 현실적으로 제철 식재료만을 먹기는 어렵다. 일 년 내내 손쉽게 살 수 있는 토마토를 여름에만 먹는 것은 어리석을뿐더러 지키기도 어렵다. 나는 환자들에게 장을 보거나 외식을 할 때 제철 식재료를 우선시하라고 권한다. 제철이 아닌 채소나 과일을 먹어도 상관없지만 만약 제철인 식재료가 있다면 그것을 고르는 것이다.

그러려면 제철 채소나 과일을 알아둘 필요가 있다. 아래 소개하는 제철 식재료 목록을 참고하길 바란다. 어패류는 채소나 과일보다 계절감이 더 강하지만 바지락처럼 일 년 내내 손에 넣을 수 있는 것도 있다. 새삼스럽지만 그런 식재료도 제철을 의식하며 먹으면 더욱 맛있게 느껴진다.

추천 제철 식재료

- 봄 …… 봄 채소는 수분이 많고 부드러우며 비타민C와 카로틴이 풍부하다.
  - 채소: 양배추, 아스파라거스, 완두콩, 죽순, 파드득나물, 땅두릅
  - 과일: 딸기, 매실, 자몽
  - 어패류: 도미, 날치, 대합, 바지락

- 여름 … 여름 채소와 과일에는 땀으로 손실되기 쉬운 칼슘 같은 미네랄이 풍부하여 더위를 먹지 않도록 예방하는 데 효과적이다.
  - 채소: 토마토, 오이, 호박, 가지, 청고추, 풋콩, 오크라
  - 과일: 수박, 파인애플, 복숭아, 살구, 오렌지
  - 어패류: 전갱이, 장어, 갈치, 은어, 미꾸라지

- 가을 … 가을은 결실의 계절인 만큼 맛있는 식재료가 많이 난다. 가을에 나는 과일이나 버섯, 나무 열매를 마음껏 맛보자.

- 채소: 표고버섯, 송이버섯, 연근, 고구마, 토란
- 과일: 감, 배, 밤, 은행, 호두
- 어패류: 꽁치, 고등어, 연어, 정어리, 가자미

• 겨울 … 겨울은 맛이 농후한 어패류와 채소의 계절이다. 채소를 듬뿍 넣은 전골은 영양 균형도 뛰어나다.

- 채소: 무, 배추, 시금치, 브로콜리, 우엉, 파
- 과일: 귤, 사과, 뽕깡, 유자
- 어패류: 아귀, 굴, 가자미

인간의 몸은 기아에 강하고 포식에 약하다

도시 속 원시인 생활에서는 아침식사를 포함하여 하루 세 끼 식사를 권장하지만, 앞서 말했듯 식사량은 배가 60~80퍼센트만 부를 정도로 제한한다. 덧붙여 한 달에 한두 번은 소화기관을 리셋하는 '간단 주말 단식'을 하면 더욱 좋다.

인류가 지구상에 출현한 이래 수백만 년의 역사에서 99퍼센트가 넘는 시간 동안, 우리의 조상은 굶주림과 싸우면서 꿋꿋이 살아왔다. 석기시대의 한 시기에는 풍부한 식량을 손에 넣어 풍족하게 생활했다는 주장도 있지만, 그렇다고 해도 지금만큼 배불리 먹을 수는 없었을 것이다.

수렵 채집 생활을 할 때는 항상 식량을 손에 넣을 수 있다는 보장이 없었다. 단식에 가까운 날이 계속되는 것도 드문 일이 아니었을 것이다. 수렵 채집 생활에서 농경 생활로 접어든 뒤에도 기후와 자연재해에 크게 좌우되는 생활 속에서 굶주림은 언제나 인류의 곁에 있었다. 지금 우리는 포식의 시대에 살면서도 조금만 배가 고프면 마치 비상사태라도 되는 양 일단 뭐라도 먹어야 한다는 조바심에 사로잡히곤 한다.

하지만 인류는 역사의 99퍼센트 이상을 위가 텅 빈 상태로 지냈고, 그것이 당연한 일이었다. 즉 현대인처럼 위와 장에 줄곧 음식이 차 있는 쪽이 비정상일 수도 있다는 것이다. 인류는 굶주림과 싸우면서 굶주림에 강한 몸을 얻었다. 음식으로 얻은 귀중한 에너지가 남으면 피부 아래나 내장 주변에 지방으로 저장해두고 굶주림에 시달릴 때 사용했다. 우리 몸이 기아를 견디고 살아남을 수 있도록 만들어졌다는 사실은 혈당치를 조절하는 호르몬만 살펴보아도 알 수 있다. 혈당치를 낮추는 호르몬은 인슐린 하나뿐이지만, 혈당치를 높이는 호르몬은 췌장에서 분비되는 글루카곤glucagon, 부신에서 분비되는 아드레날린adrenaline, 부신피질에서 분비되는 글루코코르티코이드glucocorticoid(당질 코르티코이드), 갑상선 호르몬, 뇌에서 분비되는 성장호르몬, 이렇게 다섯 가지나 된다. 우리 몸은 혈당치를 높이는 데는 타고났지만 낮추는 데는 영 소질이 없는 것이다.

우리의 뇌는 음식을 마음껏 배불리 먹을 수 있는 생활에 익숙해진 나머지 끊임없이 욕심을 내지만 몸은 포식에 알맞은 구조가 아니다. 그 결과, 오늘날 당뇨병과 동맥경화 환자가 급증하고 있는 것이다.

“인류는 역사의
99퍼센트 이상을
위가 텅 빈 상태로 지냈고
그것이 당연한 일이었다.
즉 현대인처럼 위와 장에
줄곧 음식이 차 있는 쪽이
비정상일 수도
있다는 것이다.”

간단 주말 단식으로 몸과 마음을 리셋한다

때로는 뇌의 명령을 무시하고 의식적으로 소화기관을 비우는 시간을 마련하는 것이 좋다. 요구르트를 이용한 '간단 주말 단식'으로 이를 쉽게 실천할 수 있다. 토요일 아침, 점심, 저녁과 일요일 아침, 점심의 다섯 끼에 걸쳐 실천하는 단식법을 소개하겠다.

단식이라고 하지만 음식을 아예 먹지 않는 것은 아니고 고형물만 피하면 된다. 요구르트나 채소주스로 식사를 대신하기 때문에 그다지 배고픔에 시달리지 않을 수 있다. 약간 허기가 지는 정도지만 몸과 마음을 리셋하기에는 충분하다. 위와 장을 쉬게 하는 동시에 인류와 항상 함께했던 공복 상태를 머리와 몸으로 느껴보는 것이다. 고형물만 삼가고 식사 시간에 맞춰 영양분을 어느 정도 섭취하는 방법이므로 누구나 집에서 쉽게 실천할 수 있다. 간단 주말 단식은 혈당치를 안정시킬 뿐만 아니라 불면증과 피로감을 개선하는 데 도움이 된다. 뿐만 아니라 체지방률과 내장지방을 감소시키고 자율신경의 균형 또한 잡아주며 변비나 비만을 개선하는 등 다양한 효과가 있다. 신체를 일시적으로 기아 상태로 만들면 오감이 예민해지고 장기의 활동이 활성화되며 체내 환경도 바로잡힌다.

자세한 방법을 소개하니 부디 실천해보길 바란다.

먼저 요구르트는 프로바이오틱스 유산균이 함유된 것을 선택하는 것이 좋다. 프로바이오틱스란 체내에 들어가서 건강에 좋은 효과를 주는 균으로, 장까지 도달하는 유산균을 말한다. 최근에는 프로바이오틱스 요구르트를 쉽게 찾아볼 수 있다. 또한, 두유나 채소주스는 일반적으로 시판되는 것을 마셔도 되지만 지금부터 소개할 '수제 해독주스'를 마시면 더욱 이상적이다. 마시기 쉽도록 꿀을 적당히 넣어도 좋다. 평소 청량음료를 자주 마시는 사람은 청량음료 대신 해독주스를 마시기만 해도 컨디션의 변화를 금세 느낄 수 있을 것이다.

월요일 아침에는 금요일 밤처럼 가벼운 가정식을 먹는 것이 좋다. 월요일 점심부터는 보통 식단으로 돌아가도 괜찮지만 해독된 상태의 위장에 부담을 주지 않도록 폭음, 폭식이나 느끼한 식사를 삼가고 배가 60~80퍼센트 정도만 부르게 먹는다.

간단 주말 단식 실천법

준비물

플레인 요구르트

(프로바이오틱스 유산균이 함유된 것이 좋다)……500g

두유 혹은 채소주스……1ℓ 정도

당분이 첨가되지 않은 탄산수, 레몬……적당량

일요일 밤을 위한 준비물

건더기가 없는 된장국이나 맑은 국……한 공기

죽……한 공기

방법

1. 단식 전날인 금요일 밤에는 오후 9시까지 저녁식사를 마친다. 가벼운 가정식이라면 더욱 좋다.
2. 토요일 아침, 점심, 저녁과 일요일 아침, 점심 총 다섯 끼에 걸쳐 끼니마다 요구르트 100그램과 두유 혹은 채소주스 한 컵을 섭취한다.
3. 배가 고파지면 탄산수에 레몬즙을 짜서 마신다. 탈수를 예방하고 혈액을 깨끗하게 하는 효과가 있다. 탄산수는 마음껏 마셔도 된다.
4. 일요일 밤에는 간단 주말 단식을 끝내는 회복식으로 죽을 한 그릇 천천히 먹고 건더기가 없는 된장국이나 맑은 국을 먹는다.

해독주스 만드는 법

간단 주말 단식을 할 때는 시중에 파는 채소주스 대신 직접 만든 '해독주스'를 마시면 디톡스 효과가 훨씬 높아진다. 쉽게 구할 수 있는 재료로 간단히 만들 수 있고, 몸을 리셋하는 데 무척 효과적이다.

준비물

당근, 사과, 토마토, 바나나……절반씩

소송채 혹은 시금치……적당량

프로틴(분말 형태의 단백질 보충제)……한 큰술

두유……200㎖

물……150~300㎖

방법

- 채소와 과일을 물에 잘 씻고 바나나는 껍질을 벗긴다. 당근, 사과, 토마토는 껍질째 적당한 크기로 자른다. 소송채나 시금치는 큼직큼직하게 썬다.
- 프로틴, 두유, 물과 함께 믹서에 갈면 완성이다.

“현대인은
지나치게 쾌적하고
편리한 생활 때문에
쾌감에 무뎌졌다.
일종의
‘불감증’인 것이다.”

나도 간단 주말 단식을 한 달에 한두 번 정도 실천하고 있는데 그때마다 몸과 마음이 활력을 되찾는 기분이 들고 몹시 상쾌하다. 또, 이렇게 간단한 단식이지만 회복식으로 죽과 된장국을 먹을 때는 이들이 얼마나 맛있는지 새삼 느낄 수 있다. 그야말로 '시장은 최고의 반찬'이다.

단식 중에는 물론이고 단식을 마친 뒤에도 며칠 동안은 평소보다 감각이 예민해진 느낌이 들 것이다. 평소에는 누구나 그렇듯 배가 부르면 감각이 둔해지고 배가 고플 때는 예민해진다. 그래서 간단 주말 단식을 통해 의식적으로 공복 상태를 만들면 평소 배가 고플 때보다 더욱 감각이 예민해진다.

현대인은 지나치게 쾌적하고 편리한 생활 때문에 쾌감에 무뎌졌다. 일종의 '불감증'인 것이다. 요즘, 몸과 마음에 쓸데없는 것이 쌓여 있는 듯한 느낌이 든다면 간단 주말 단식을 체험할 절호의 기회다. 손쉽게 실천할 수 있으므로 한 달에 한두 번 정도 실천하는 습관을 들이자.

자연 그대로를 먹기 위한 실천 리스트

- 가공식품을 삼간다.
- 소재의 원래 형태를 알 수 있는 것을 먹는다.
- 신선한 채소, 과일을 많이 섭취한다.
- 주식, 단백질 식품, 채소 등을 균형 있게 섭취한다.
- 60~80퍼센트 정도의 포만감만 느끼도록 식사량을 조절한다.
- 한 입 먹을 때마다 20번씩 씹는다.
- 당질(주식)을 지금까지 먹던 양보다 절반~3분의 2 정도 줄인다.
- 제철 식품을 먹는다.
- 한 달에 한두 번 간단 주말 단식을 한다.
- 해독주스를 만들어 마신다.

원시인처럼 건강하게

도시에서 실천하는 원시인 건강법은

단지 일상생활 속의 사소한 습관들을

꾸준히 개선할 뿐이지만

가벼운 질병과 활력 저하를 개선하는 데는

절대적인 효과를 미친다.

원시인 건강법은 삶 전반에 걸쳐 흔들리지 않는

'중심'을 확립하자는 것이다.

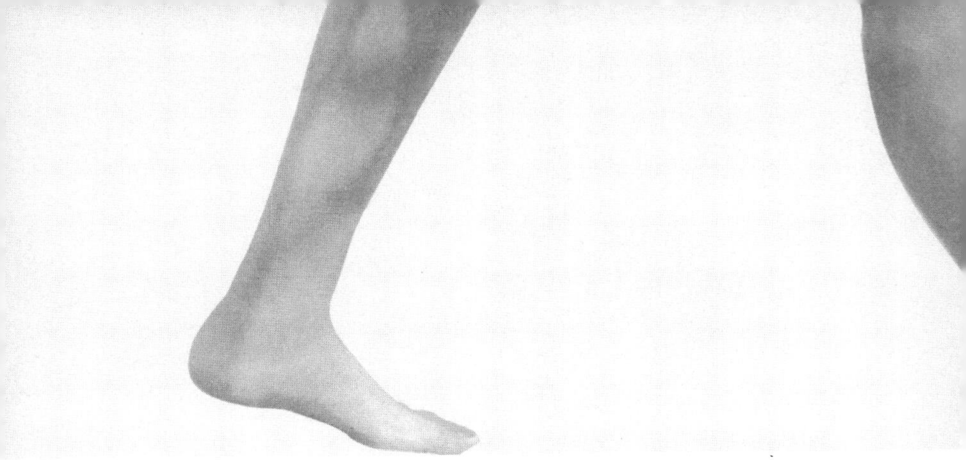

의료 불신의 목소리가 높아진 진짜 이유

'의료'라는 말을 들으면 어떤 이미지가 떠오르는가. 의사가 환자와 마주앉아 문진표나 엑스레이를 보면서 설명하는 모습을 상상하는 사람이 많을 것이다. 이렇게 의사와 환자가 일대일로 마주앉아서 하는 진료를 '치료의료'라고 하며 그 대상은 환자다. 치료의료는 물론 중요하지만 오늘날의 의료는 치료의료에만 중점을 두어서는 안 된다.

알기 쉽게 숫자로 바꿔 생각해보자. 건강 레벨이 0점이라면 질병에 걸리지 않은 중립적 상태다. 건강 상태가 그보다 낮은 마이너스 영역에 있는 경우를 환자라고 하자. 감기나 충치는 마이너스 10점, 위궤양은 마이너스 30점, 암은 마이너스 100점이라고 생각하면 이해하기 쉬울 것이다.

플러스 100점은 가장 이상적인 건강 상태를 나타낸다. 질병에 걸리지 않았다는 소극적 의미만이 아니라 몸과 마음에 생기가 넘치고 긍정적이며 활동적으로 생활하는 상태를 가리킨다. 이런 상태를 '옵티멀 헬스optimal health(최적 건강 상태)'라고 부른다.

건강 레벨을 마이너스 상태에서 제로로 되돌리는 치료의료와 달리, 제로에서 100점으로 끌어올리는 의료를 '건강의료'라고 한다. 내가 오랫동안 종사해온 안티에이징 의료 또한 건강의료의 일종이다. 건강의료의 관점에서 의료를 받는 사람은 이른바 '환자(병을 앓고 있는 사람)'가 아니다. 이 책에서는 편의상 환자라는 단어를 사용했지만 평소 나는 내원하는 이들을 '클라이언트'라고 부른다.

의사들은 지금까지 치료의료에만 매진해왔다. 하지만 앞으로는 치료의료를 행하는 동시에 건강 레벨을 제로에서 10점이나 20점만이라도, 나아가서는 100점의 옵티멀 헬스까지 끌어올리는 건강의료에도 힘을 쏟아야 한다.

빈혈을 예로 들어보자. 빈혈이란 혈액 속의 산소를 운반하는 헤모글로빈이 급격히 감소하는 질병을 말한다. 여성의 경우 보통 헤모글로빈 수치가 12g/*dl* 이하일 때 빈혈로 진단한다. 빈혈이라는 진단을 받아야 건강보험이 적용되는 치료를 받을 수 있다.

치료의료와 건강의료의 차이

치료의료

- 질병이나 질환을 겪고 있는 환자를 대상으로 하는 의료.
- 의사가 환자와 일대일로 마주 앉아 진료한다.
- 건강 레벨을 마이너스 상태에서 제로로 되돌리는 것이 목적이다.

건강의료

- 미병 상태(未病, 아직 질병으로 진전되지 않은 상태, 반 건강 상태)인 이들을 대상으로 하는 의료.
- 일대일 또는 일대다로 이루어질 수 있다.
- 건강 레벨을 제로에서 100점으로 끌어올리는 것이 목적이다.

하지만 빈혈은 어느 날 갑자기 걸리는 병이 아니므로 건강한 상태와 빈혈 상태 사이의 기간이 존재한다. 헤모글로빈의 원료중에서 가장 중요한 혈액 내 철분이 부족해지는 기간이다. 통상적인 건강검진으로는 이 단계에서 빈혈을 잡아내지 못한다. 헤모글로빈 수치에는 아직 아무런 변화가 없기 때문이다.

하지만 간 등의 장기에 축적되어 있는 일명 페리틴ferritin이라는 저장철의 수치를 측정하거나 혈중 철분 수치를 직접 측정하면 이른바 잠재적 빈혈(빈혈 위험군)을 발견할 수 있다. 원래

이 단계에서 치료에 개입하면 본격적으로 빈혈이 진행되었을 때보다 훨씬 간단히 개선할 수 있고 의료비도 적게 들뿐더러 환자의 몸에 부담도 적다. 하지만 이 단계에서는 건강보험이 적용되지 않는다. 의사는 "철분이 조금 부족하긴 하지만 아직 치료할 정도는 아니네요."라고 말할 것이다. 저장철이 명백히 감소했고 본격적인 빈혈로 발전하기 전에 막을 수 있는 기회가 있는데도 현대의학, 특히 보험의료 시스템이 그 역할을 다하지 못하는 셈이다. 현재의 의료 시스템에 한계가 있다는 이유로 의사가 적극적으로 치료에 개입하지 않아서 현재의 의료 불신이 초래되었고, 어떤 의미로는 국가 전체의 의료비를 증가시키고 있다.

그러므로 앞으로의 의료는 건강의료에도 힘을 써야 한다는 것이 나의 기본적인 의견이다. 원시인 건강법이 그 토대가 될 수 있다.

그렇다면 '100점 만점의 옵티멀 헬스'란 어떤 상태를 가리키는 것일까. 가장 알기 쉬운 예는 어린아이다. 아이들은 대부분 10대까지 100점 만점의 옵티멀 헬스라고 할 수 있는 상태다. 최근에는 활력을 잃고 생활습관병에 걸린 아이들이 점점 늘고 있지만 원래대로라면 아이들은 아침부터 기운이 넘치고, 일찍 자고 일찍 일어나며 추위와 더위를 아랑곳하지 않고 바깥에서

뛰노는 것이 정상이다. 재미있는 일을 발견하면 호기심에 가득 차서 달려든다. 그런 생활리듬, 더위와 추위를 제대로 느끼는 것, 적당히 운동하고 걷는 것은 그야말로 도시 속 원시인 생활의 사고방식과 일치한다.

나의 어린 시절과는 달리, 교실에는 냉 · 온방이 완비되어 있고 게임기와 휴대전화를 손에서 놓지 못하는 아이들도 있지만 그래도 어른과 비교할 때 아이들은 원시력이 더 높다. 아이의 옵티멀 헬스는 그런 힘을 토대로 길러진다. 하지만 어른이 되어 편리한 현대 문명에 흠뻑 빠져들면서 점차 건강을 잃게 된다. 모르는 새 건강 레벨이 떨어지고 결국에는 마이너스의 영역에 들어서는 것이다.

나이가 들면 누구나 체력이 쇠약해진다. 하지만 부자연스러운 문명생활로 자율신경의 균형이 무너져 생기는 가벼운 질병과 컨디션 저하는 나이가 드는 것과는 전혀 별개의 문제다. 만약 여러분이 조금 불편하더라도 도시 속 원시인 생활을 실천하여 컨디션이 좋아진다면 그것은 나이가 들어서 컨디션이 저하되었던 것이 아니라 문명병을 앓고 있었다는 이야기다.

특히 다음과 같은 사람들에게 도시 속 원시인 건강법을 권하고 싶다.

- 병원에서는 특별한 이상이 없다고 하는데 실제로는 컨디션이 좋지 않은 사람
- 다이어트를 열심히 해도 좀처럼 살이 빠지지 않는 사람
- 주말에 푹 쉬어도 피로가 풀리지 않는 사람

도시에서 실천하는 원시인 건강법은 단지 일상생활 속의 사소한 습관들을 꾸준히 개선할 뿐이지만 가벼운 질병과 활력 저하를 개선하는 데 절대적인 효과를 미친다.

"나이가 들면 누구나
체력이 쇠약해진다.
하지만 부자연스러운
문명생활로 자율신경의
균형이 무너져 생기는
가벼운 질병과 컨디션
저하는 나이가 드는 것과는
전혀 별개의 문제다."

안티에이징 의료는 과학이 아니라 철학이다

내 전문 분야인 안티에이징 의료에는 과학적 근거가 아직 충분히 확립되어 있지 않다. 어떻게 하면 젊어지고 건강해지는지는 아직 확실히 증명되지 않았다. 이것은 어떤 의미에서는 어쩔 수 없는 일이기도 하다. 인류가 지금처럼 오래 살게 된 것은 극히 최근의 일이며, 안티에이징 의료는 아직도 새로운 분야이기 때문이다. 안티에이징의 효과를 판정하는 데 있어서도 누구나 납득할 수 있는 과학적이고 객관적인 기준은 아직 정립되지 않았다. 게다가 이 분야의 연구는 오랜 기간에 걸쳐 관찰해야 할뿐더러 생활습관과 유전적인 체질이 크게 관련되어 있어 개입(건강보조식품, 엔티에이징 요법 등)만으로 어떤 결과가 도출되는지 알기 어렵기 때문에 안티에이징 연구에는 어려움이 많다. '마음대로'라고 하면 지나친 말일지 모르지만, 각 연구자가 자신의 신념에 따라 연구를 진행하고 결과를 발표하고 있는 것이 현실이다.

안티에이징에 관해서는 최근 접근법이 완전히 다른 책 두 권이 소개되어 화제를 모았다. 하나는《1일1식》(나구모 요시노리 저), 다른 한 권은《그 건강법으로는 요절한다その健康法では「早死に」する!》(다카스 가쓰야 저)다. 후자는 전자(혹은 유사책)를 반론하는 책인 듯한데, 전자가 주장하는 '1일1식' '공복 체험' '배에서 꼬르륵 소리가 나면 먹어라' 같은 주장을 일일이 부정하고 있다.

만약 안티에이징 이외의 의료 영역에서라면 두 의사의 관점이 이렇게나 정반대일 까닭이 없다. 이는 안티에이징 의료에는 아직 과학적 근거가 확립되지 않아서 나타나는 현상이다. 두 책 가운데 어느 쪽이 옳은지 몰라서 혼란스러워하는 사람이 많으리라 짐작된다. 하지만 잘 읽어보면 표면에 드러난 것과 달리 서로 대립하는 이론이 아니라는 사실을 알 수 있다.

식사에는 다양한 측면이 있다. 영양소를 충분히 섭취하는 동시에 소화기관을 쉬게 할 수는 없으므로 어느 한쪽을 선택해야 할 때도 있다. 평소 과식을 하는 사람이 일시적으로 단식에 가까운 소식을 실천하면 확실히 몸이 리셋된다. 하지만 평소 식사량이 적고 마른 사람이 실천하기에는 위험하며 체질에 맞지 않는 사람이 꾸준히 소식을 해도 위험이 따른다. 여기서 중요한 것은 '체질에 맞는가'이다. 소식을 해도 건강한 사람은 신진 대사가 소식에 적합한 사람이다. 이처럼 안티에이징 의료에는 아직 과학적 근거가 확립되지 않았다는 사실을 유념하고 자신에게 맞는 방법을 받아들이려는 자세가 중요하다.

안티에이징은 의료라기보다 개개인의 인생관을 묻는 철학적인 면도 커서 스스로 선택하는 것 자체에 의미가 있다. 그럴 때, 건강과 안티에이징에 대한 확실한 기준이나 철학이 정립되어 있다면 세상에 넘쳐나는 수많은 건강법에 휘둘릴 필요가 없을 것이다.

나는 종종 '우리의 조상들이 어떤 생활을 해서 우리가 지금 여기에 살고 있을까.' 하고 생각하곤 한다. 여기에 관심을 기울여보는 것이 하나의 척도가 될 수 있다. 인간의 유전자에 새겨진 조상들의 생활을 이해하고 가능한 범위 내에서 받아들이는 것이 최선의 건강법이라는 발상이다.

이 책에서 주장하는 건강법은 지금까지 설명한 대로 한 가지 방법만을 지향하지 않는다. 그저 삶 전반에 걸쳐 흔들리지 않는 '중심'을 확립하자는 것이다. 자신에게 알맞은 방법을 취하기 위해서라도 이 중심을 잊지 않고 평소에도 의식하며 생활하길 바란다.

“원시인 건강법은
지금까지 설명한 대로
한 가지 방법만을
지향하지 않는다.
그저 삶 전반에 걸쳐
흔들리지 않는 ‘중심’을
확립하자는 것이다.”

문명의 도구를 활용한 원시인 건강법

도시 속 원시인 생활에서 '도시'란 단어의 의미는 현대의 도구나 네트워크를 활용하는 것이라고 설명했다. 그 예로 2장에서 만보기와 연동되는 게임기를 소개했다.

그 밖에도 내가 일상적으로 사용하는 도구가 더 있다. 그것은 SNS, 즉 페이스북이나 트위터 같은 인터넷 기반 서비스다. 그중에서도 가장 잘 활용하고 있는 것은 페이스북이다. 예를 들어, 아침 조깅과 만 보 걷기의 기록 경신, 매일의 식단 같은 정보는 페이스북에 공유하고 있다. 내 페이스북상의 '친구'는 현재 대략 이천 명 정도이며 팔로워를 포함하면 삼천 명이 넘는다. 정보를 공유하면서 나 자신도 다양한 사람들의 반응과 응원을 통해 자극을 받고 자연스럽게 원시인 생활과 다양한 안티에이징 지식을 넓힐 수 있다. 기본적으로 일대일이 아니라면 불가능한 치료의료에 반해 건강의료는 이렇게 일대다의 형식으로도 가능하다.

실시간으로 정보를 공유하는 사이에 도시 속 원시인 생활과 안티에이징 노하우를 실천하는 사람들도 생겼다. 의사가 환자를 일방적으로 지도하는 것이 아니라 대등한 입장에서 정보를 공유하면서 건강과 안티에이징에 유용한 방법을 배우는 것은 즐거운 일이다.

50세를 기념하여 마라톤에 도전했다는 내용을 페이스북에 올렸는데 생각지도 못한 곳까지 영향을 미쳤다. 내 글을 본 나의 대학 동창이 자신도 마라톤에 도전하고 싶다고 한 것이다. 그 동창은 몸무게가 100킬로그램이나 나가는 거구다. 갑자기 달리기를 시작하면 위험하다고 조언했지만 그는 이미 의욕으로 가득 차서 달리기를 시작한 상태였다.

도시 속 원시인 생활을 시작한 지 1년 만에 그는 몰라보게 살이 빠지고 몸무게도 30킬로그램이나 줄어들어 70킬로그램이 되었다. 그리고 이듬해 나와 함께 도쿄 마라톤에 참가하여 멋지게 완주했다.

그의 사례를 안티에이징 학회에 발표하며 도시 속 원시인 체험 전후 사진을 보여주자 회장이 술렁일 정도였다. 나의 체험을 페이스북에 공유했을 뿐인데 결과적으로 동창의 의욕을 이끌어내고 건강 증진에도 공헌하게 되었으니 도시 속 원시인 생활을 전파하는 입장에서 몹시 기뻤다. 이는 진료실에서 환자와 일대일로 마주보고 지도하거나 당뇨병 교실에서 운동을 더 권하는 것보다 훨씬 효과가 뛰어나다. 일대다의 건강의료가 생각지도 못한 형태로 실현되는 것이다. 이것이야말로 내가 꿈꾸는 미래형 의료다. 이 책이 건강의료를 실천하게 하는 시발점이 되기를 바란다.

원시인 건강법으로 면역력을 높여라

도시 속 원시인 생활은 건강의료의 한 형태지만 자연치유력과 면역력을 되찾고 높일 수 있다는 의미에서는 '진정한 치료의료'로 이어질 수도 있다. 특정 질병의 치료를 받고 있는 사람이라면 그 치료를 계속하면서 가능한 범위 내에서 도시 속 원시인 생활을 실천하면 증세를 개선하고 회복을 촉진하며 증상을 억제하는 데 도움이 된다.

70쪽에서 언급했듯 현대인 중에는 자율신경이 피폐해지거나 근골격계 같은 '무대'가 약해져서 면역력이 쇠약해진 사람을 흔히 볼 수 있다. 현대의 서양의학은 이에 근본적으로 대처하지 못한다.

특히 현재 내가 연구 중인 암 치료 분야에서는 건강보험이 적용되는 수술, 방사선, 항암제라는 3대 요법이 표준적인 치

“도시 속 원시인 생활은
건강의료의 한 형태지만
자연치유력과 면역력을
되찾고 높일 수 있다는
의미에서는 ‘진정한
치료의료’로 이어질
수도 있다.”

료라고 여겨지는데 이는 모두 환자의 면역력을 저하시킨다. 즉 암을 공격하는 방향의 의료일 뿐, 몸의 면역력을 높이는 방법이 아니다. 원래 이 두 가지가 차의 양 바퀴가 함께 굴러가듯 움직여야 하는데 암에 걸린 상태에서 면역력을 저하시키는 일방적인 치료만 이루어지는 것이 현재 암 의료의 현실이다. 특히, 주로 사용되는 항암제는 메스꺼움과 권태감 같은 강한 부작용을 동반하며, 이 또한 환자의 체력과 면역력을 저하시킨다.

암을 치료하고 있는 의사를 대상으로 한 몇 가지 설문조사에서 '만약 내가 암에 걸린다면 항암제 치료를 받지 않겠다.'고 응답한 의사가 전체의 약 80퍼센트를 차지했다. 항암제의 알맞은 사용과 관련해서는 환자마다 증세가 다르고 근본적으로 해결하려면 현재의 가이드라인을 재정립해야 하므로 선불리 손대기 어려운 문제다. 그러므로 현재 암과 투병 중인 환자는 지금 당장 자신의 몸을 지키기 위해 우선 면역력을 높이는 방법을 병행해야 한다. 지금 내가 몰두하고 있는 면역세포요법(면역세포를 인공적으로 증가시키고 그 활동을 강화시켜 암세포를 억제하는 치료법)도 그중 하나다. 하지만 면역세포요법은 건강보험이 적용되지 않기 때문에 치료비가 상당히 높다. 그래서 누구든 손쉽게 할 수 있는 면역증강법을 암 투병 중의 환자들이 실천하길 바란다. 특히, 정크푸드는 철저히 삼가자.

문명에의 맹신이 건강과 행복을 앗아간다

문명사회와 개인의 관계는 세대에 따라 다르다. 많은 현대인이 빠른 속도로 발전하는 문명사회에 휩쓸리고 있다는 것조차 자각하지 못한 채 살아왔을 것이다. 가장 먼저 문명사회의 물살을 경험한 것은 나와 비슷한 세대가 아닐까.

나는 1961년에 태어났다. 1955년부터 1965년 즈음에 태어난 이들은 1964년에 개최된 도쿄 올림픽을 계기로 단숨에 가속된 일본의 고도 경제 성장과 함께 자랐다. '물자가 부족한 시대'에서 '물자가 풍족하고 그것이 당연히 여겨지는 시대'로 변화하는 급물살을 눈앞에서 본 세대다.

검은 유선전화가 스타일리시한 무선전화로, 1인 1전화 시대를 연 휴대전화를 거쳐 스마트폰까지. 손으로 쓴 편지를 우편으로 보내야 하던 시대에서 워드 프로세서로 타자를 쳐서 팩

시밀리로 송신하는 시대로, 그리고 컴퓨터로 전자메일을 보낼 수 있게 되기까지. 채소 가게, 정육점, 생선 가게, 잡화점에 따로 들러 쇼핑을 하고 집에서 반찬을 만들어 먹는 것이 당연시되던 시대에서 대형 마트에서 한꺼번에 쇼핑을 하고 인스턴트식품과 시판되는 반찬이나 가공식품을 간단히 손에 넣을 수 있는 시대가 되기까지. 나의 세대는 그 모든 변화를 체험해왔다. 소년 시절에 등장한 컵라면과 햄버거는 매력적인 맛과 빠르고 편리하다는 장점으로 우리를 사로잡았다. 전자레인지와 전자동 세탁기 같은 편리한 가전제품은 주부들의 집안일에도 큰 변화를 가져왔다.

고도 경제 성장이 시작되고 얼마 되지 않았을 무렵, 일반 가정에는 아직 자동차도 세탁기도 청소기도 전기밥솥도 없었다. 텔레비전은 흑백이었고 목욕물은 장작을 때서 끓여야 했다. 그렇게 불편했는데도 그 무렵의 우리가 훨씬 행복했던 듯한 기분이 드는 것은 나뿐일까.

지금은 엘리베이터에 타서 버튼을 누르기만 하면 고층 빌딩도 순식간에 올라갈 수 있다. 지하철을 타면 꾸벅꾸벅 졸더라도 목적지에 도착할 수 있다. 계절에 상관없이 먹고 싶은 채소와 과일을 바로 손에 넣을 수 있다. 쓰레기는 봉지에 넣어서 밖에 내놓기만 하면 알아서 수거해간다. 스위치 하나로 여름은

“모두가
편리한 것은 좋다고
맹신한 채 달려온 것이다.
하지만 지나친 근대화가
사람들의 건강과 행복을
앗아갔다는 사실을
많은 이들이
자각하기 시작했다.”

시원하게, 겨울은 따뜻하게 날 수 있다. 우리는 이런 현실감 없는 세상에서 살고 있다.

모두가 편리한 것은 좋다고 맹신한 채 달려온 것이다. 하지만 지나친 근대화가 사람들의 건강과 행복을 앗아갔다는 사실을 많은 이들이 자각하기 시작했다. 이 책에서는 '원시인'이라는 단어를 상징적인 의미로 사용했지만 사실은 그렇게 오래전으로 돌아가자는 것이 아니다. 우리가 어린 시절에 경험했던 만큼만 문명의 시곗바늘을 되돌리면 모두 더욱 활기차고 건강해질 수 있다. 그 시대의 기억이 남아 있는 사람은 그 기억을 되살려서 원시력을 깨울 수 있다.

일찍이 사람들은 자손에게 비옥한 땅을 물려주고자 했지만 현대인들은 자손에게 파괴된 환경을 물려주려는 모양이다. 우리는 다양한 형태로 아이들에게 문명의 빛과 어둠을 전해야 할 의무가 있는 것은 아닐까. 그런 의미에서, 특히 나와 비슷한 세대라면, 부디 이 책에서 소개한 방법을 생활에 도입해보길 바란다. 조금 불편하더라도 실천하면서 즐거움을 찾을 수 있다는 사실을 젊은이들과 아이들에게 몸소 전해주었으면 좋겠다.

건강을 되찾고 삶에 깊이를 더하다

얼마 전, 텔레비전을 켰더니 마침 1990년대 드라마를 재방송하고 있었다. 등장인물이 공중전화 부스에서 전화를 거는 장면을 보다가 생소한 느낌이 들어 깜짝 놀랐다. 대학생인 큰딸도 함께 보다가 무심코 웃음을 터뜨렸다. 이제 공중전화는 좀처럼 찾아보기 힘들다. 특히 공중전화 박스는 거의 없어졌다. 눈 깜짝할 새 많은 것이 변했다는 사실을 절실히 느낀다. 고작 20년 전까지만 해도 우리는 공중전화 박스에 들어가 전화를 걸었다는 것을 이 드라마를 보기 전까지 잊고 있었다. 세상이 편리한 방향으로 움직이기 시작하면 인간이 얼마나 약한 존재인지 새삼 깨닫게 된다.

우리는 불편하던 시대의 일은 순식간에 잊어버리고 새로운 불편에 눈을 돌린다. 그리고 다시 불평, 불만을 늘어놓기 시

"편리해지면
시간에 여유가 생기고
자유로워져야 하는데,
어째서인지
편리해진 만큼
사람들은 바빠지고
점점 자유를 잃어간다."

작한다. 마치 개가 자신의 꼬리를 쫓아 빙글빙글 돌듯, 불편을 없애고 편리함을 추구하려는 인간의 욕망은 끝이 없다. 편리해지면 시간에 여유가 생기고 자유로워져야 하는데, 어째서인지 편리해진 만큼 사람들은 바빠지고 점점 자유를 잃어간다. 그리고 그 스트레스가 병과 노화를 불러온다. 과연 이대로 내버려두어도 괜찮을까. 진정한 의미의 자유와 건강을 얻기 위해서는 일단 편리함을 내려놓고 만족의 기준을 달리 생각해야 한다.

교토의 료안지龍安寺라는 절에는 유명한 '지소쿠노쓰쿠바이知足の蹲踞'가 있다. 쓰쿠바이蹲踞란 다실에 들어가기 전에 손과 입을 깨끗이 하는 물그릇이다. 지소쿠노쓰쿠바이라는 이름은 쓰쿠바이 위에 새겨진 '나는 오직 족함을 안다吳唯足知'라는 글귀에서 유래한다. 이 글귀는 물을 담는 '입 구口'자의 구멍을 가운데 두고, 위쪽은 오吳, 오른쪽은 유唯, 아래쪽은 족足, 왼쪽은 지知의 한자가 배치되어 있다. 말에 담긴 깊이는 물론이거니와 입 구자의 구멍이 각 단어에 결합되도록 만든 점이 훌륭하다.

'족함을 안다(분수를 안다)'는 말은 본디 일본인에게는 친숙한 감각이었을 것이다. 하지만 고도 경제 성장과 함께 '소비가 미덕' '많이 가진 자가 승자'라는 가치관에 우리는 완전히 휩쓸리고 말았다.

편리함과 풍족함을 지나치게 누리는 우리이지만 잠시 멈

춰서 족함을 알면 많은 고민을 해결할 수 있지 않을까. 그런 물음도 원시인 건강법에 포함되어 있다. 바꿔 말하면 도시 속 원시인 생활은 삶의 진정한 의미를 되찾는 작업일지도 모른다.

놀이 감각으로 해보라고 권했기 때문에 어쩌면 안이하게 느낄지도 모르겠다. 하지만 나는 도시 속에서 실천하는 원시인 건강법은 '건강해진다' '젊어진다'는 목적뿐만 아니라 삶에 깊이를 더하는 진리를 포함하고 있다고 믿는다.

우선 한 걸음 내딛어보자. 조금의 불편함을 감수하더라도, 즐겁게, 가능한 것부터.

인간은 편리함을 추구하고 건강해졌는가

2013년 9월, 나는 초등학교 5학년인 둘째 딸과 함께 이와테 현 가마이시 시 지진 피해 지역에 봉사활동을 하러 갔다. 딸들이 다니는 학교의 아버지회에서 하는 활동의 일환이었다. 아버지회를 통해서는 열 번, 사적으로는 이전에 큰딸과 함께 참가한 이후로 두 번째다.

일본에 헤아릴 수 없는 슬픔과 상처를 안겨준 동일본 대지진. 현지에 가보니 '2년 반이라는 시간이 지났는데 아직도 이 상태인가…….' 하는 생각이 들었다. 마침, 내 클리닉에 리쿠젠다카다 시(이와테 현 남동부 쪽에 있는 도시) 출신인 간호사가 있어서 그곳에 잠깐 들러 '기적의 소나무'도 보고 왔다.

도쿄로 돌아온 뒤, 그 간호사가 "아오키 선생님, 그곳에 역 있었죠? 그 주변이 모두 마을이었어요." 하고 이야기해주어 새삼 충격을 받았다. 내가 본 풍경은 드문드문 파편이 널려 있는, 풀만 자란 들판이었다.

아직도 전혀 회복되지 못한 상태였다.

거의 200명이 피난해야 했고 적어도 100명 이상이 숨졌다는 가마이시 시의 방재 센터에서 스태프들에게 이야기를 들었다. 딸과 친구는 여기서 많은 사람이 재해를 입고 자신과 같은 또래의 아이들이 어머니와 함께 목숨을 잃었다는 이야기를 듣고 눈물을 뚝뚝 흘렸다. 재해 지역과는 비교할 바가 못 되지만 그날, 수도권의 인프라도 마비되어 많은 이들이 귀가하지 못하거나 고층 빌딩에서 내려오지 못하는 불편함을 겪었다. 물과 전기, 가스, 식재료의 유통도 끊겨 큰 혼란에 빠졌다. 재해 그 자체의 피해에 후쿠시마에서는 원전 사고의 영향까지 더해져 아직도 많은 이들이 피난 생활을 하고 있고 방사선 피해의 불안에 시달리고 있다.

대지진으로 이런 체험을 하거나 정보를 얻을 때마다 '잠시 멈추고 생각해야 한다.'는 목소리가 들려오는 듯하다. 모두 끝없이 편리함과 풍족함을 추구하고 문명을 맹신한 채 내달려왔지만 이제 의문을 던져야 할 때가 아닐까 하는 생각들이다.

지금도 많은 주민이 피난 생활을 계속하고 있다. 후쿠시마 현 가와우치무라의 면장, 엔도 유코 씨는 신문의 인터뷰에서 이렇게 말했다.

"인간이 살기 위해서는 풍족함도 필요합니다. 하지만 한없이 편리함만을 추구한 결과가 이번 사고를 낳았다고 생각한다면 삶의 방식을 바꿔야만 합니다." (2013년 9월 28일, 아사히 신문)

정말 옳은 말이다. 재해 지역에서 멀리 사는 사람들도 결코 남의 일이 아니고 자신의 문제라고 여기고 진지하게 이 문제와 마주해야 한다.

일본에서도, 특히 '문명병'에 젖어 있는 도쿄에서도, 동일본 대지진 이후 전기가 끊겨 엘리베이터나 에스컬레이터가 작동하지 않거나 가스와 수도가 멈추는 등 큰 불편을 겪었다. 어폐가 있을지도 모르지만 그것은 하나의 '기회'였다. 고층 건물에서 몇십 층이나 되는 계단을 내려왔더니 다리가 후들거렸다는 사람도 있었다. 그 일로 평소에 전혀 다리를 쓰지 않았다는 사실을 통감했다고 했다. 사고 싶은 것을 24시간 내내 언제든 살 수 있는 생활에 익숙해진 나머지, 그러지 못하게 되자 자신들이 얼마나 나약한지도 깨달았다고 한다. 하지만 지진 이후로 시간이 지나면서 그런 생각은 급속도로 옅어져가는 듯하다.

인간은 역시 편리함에 약하다. 그렇게 문명병 문제를 다시 생각해볼 소중한 기회를 놓치고 있는 것은 아닐까. 우리는 편리성과 효율만을 추구하고 자동차와 최신 가전제품을 사용하면서 운동부족을 해소한다는 핑계로 헬스장에서 러닝머신 위를 달린다. 편리함을 멀리하고 도시 속 원시인 생활을 계속하고 있노라면 그런 현대인의 모습이 우스꽝스러워 보일 것이다. 그리고 그것은 분명, 여러분의 인생관이 바뀌었다는 증거다.

자신만이 아니라 가족과 주변 사람들을 위해, 그리고 모두의 미래를 위해 가능한 한 도시 속 원시인 생활을 실천하자. 그것이 미래의 희망으로 이어질 것이라 굳게 믿는다.

조금 불편하더라도, 즐겁게, 가능한 것부터. 부디 '도시 속 원시인 철학'을 여러분도 받아들여 주었으면 한다.

참고문헌

《젊어지는 식사와 생활 "若返り"の食と生活》 아오키 아키라 저

《마흔부터의 타입별 다이어트 진단 40からのタイプ別ダイエット診斷》 아오키 아키라 저

《좋은 수면이 당신을 10년 젊어지게 한다 いい睡眠があなたを10歳若くする》 아오키 아키라 저

《겉모습이 중요하다! 안티에이징으로 비만 격파 見た目が大事！アンチエイジングでメタボリック撃退》
아오키 아키라, 도모리 아라타 공저

《모나리자 엑서사이즈 モナリザエクササイズ》 아오키 아키라 · 사토 가즈미 공저

《보험진료가 암 난민을 만든다 保険診療ががん難民をつくる》 아오키 아키라 저

《인류 진화의 700만 년 人類進化の700万年》 미쓰이 마코토 저

《또 하나의 인류 흥망사 アナザー人類興亡史》 가네코 류이치 저

《인류사 속의 정착 혁명 人類史のなかの定住革命》 니시다 마사키 저

《판도라의 씨앗 Pandora's Seed》 스펜서 웰즈 저

《원시생활 백과사전 原始生活百科》 세키네 히데키 저

《즐거운 불편함 たのしい不便》 후쿠오카 겐세이 저

《'원시인 식사'가 병을 고친다 「原始人食」が病氣を治す》 사키타니 히로유키 저

《시계를 자주 보면 건강해진다 「もっと時計を見る」と健康になる》 오오쓰카 구니아키 저

《시간 영양학 時間榮養學》 일본 영양 · 식량학회 감수 / 가가와 야스오 편저

《주식을 끊으면 당뇨병이 개선된다 主食を抜けば糖尿病が良くなる！》 에베 코지 저

《잘 사는 법 生きかた上手》 히노하라 시게아키 저

《삶이 즐거워지는 15가지 습관 生きるのが樂しくなる15の習慣》 히노하라 시게아키 저

《미우라 유이치로의 '걷는 기술' 三浦雄一郎の「步く技術」》미우라 유이치로, 미우라 고타 공저

《뚱뚱하고 덤벙대는 사람이 에베레스트를 오를 수 있었던 이유 デブでズボラがエベレストに登れた理由》
미우라 유이치로 저

《1일1식 「空腹」が人を健康にする》 나구모 요시노리 저

《그 건강법으로는 요절한다 その健康法では「早死に」する！》 다카스 가쓰야 저

옮긴이 이민아

건국대학교 국어국문학과를 졸업했다. 독자의 마음을 움직이는 번역을 꿈꾸며 일본어를 우리말로 옮기고 있다. 글밥아카데미를 수료하고 현재 바른번역에서 전문번역가로 활동 중이다. 옮긴 책으로는 《낭만적인 친구 레트로 카와 함께》가 있다.

불편해야 건강하다

초판 1쇄 발행 | 2015년 1월 15일

지은이 아오키 아키라
번역 이민아
책임편집 서슬기
디자인 김한기 · 김수정

펴낸곳 바다출판사
발행인 김인호
주소 서울시 마포구 어울마당로5길 17(서교동, 5층)
전화 322-3885(편집), 322-3575(마케팅)
팩스 322-3858
E-mail badabooks@hanmail.net
홈페이지 www.badabooks.co.kr
출판등록일 1996년 5월 8일
등록번호 제10-1288호

ISBN 978-89-5561-751-1 03510